中医临床必读丛书 重刊

金匮钩玄

元·朱震亨 撰

明·戴原礼 校补

竹剑平
江凌圳 胡森 整理

人民卫生出版社

·北京·

图书在版编目（CIP）数据

金匮钩玄 / （元）朱震亨撰；（明）戴原礼校补；竹剑平等整理 . —北京：人民卫生出版社，2023.3
（中医临床必读丛书重刊）
ISBN 978-7-117-34538-5

Ⅰ. ①金…　Ⅱ. ①朱…②戴…③竹…　Ⅲ. ①《金匮要略方论》-研究　Ⅳ. ①R222.39

中国国家版本馆 CIP 数据核字（2023）第 033939 号

人卫智网	www.ipmph.com	医学教育、学术、考试、健康，购书智慧智能综合服务平台
人卫官网	www.pmph.com	人卫官方资讯发布平台

中医临床必读丛书重刊
金匮钩玄
Zhongyi Linchuang Bidu Congshu Chongkan
Jingui Gouxuan

撰　　者：元·朱震亨
校　　补：明·戴原礼
整　　理：竹剑平　等
出版发行：人民卫生出版社（中继线 010-59780011）
地　　址：北京市朝阳区潘家园南里 19 号
邮　　编：100021
E - mail：pmph @ pmph.com
购书热线：010-59787592　010-59787584　010-65264830
印　　刷：三河市博文印刷有限公司
经　　销：新华书店
开　　本：889×1194　1/32　印张：4.5
字　　数：70 千字
版　　次：2023 年 3 月第 1 版
印　　次：2023 年 5 月第 1 次印刷
标准书号：ISBN 978-7-117-34538-5
定　　价：29.00 元

打击盗版举报电话：010-59787491　E-mail：WQ @ pmph.com
质量问题联系电话：010-59787234　E-mail：zhiliang @ pmph.com
数字融合服务电话：4001118166　E-mail：zengzhi @ pmph.com

重刊说明

中医药学是中华民族的伟大创造，是中国古代科学的瑰宝，也是打开中华文明宝库的钥匙，为中华民族繁衍生息做出了巨大贡献，对世界文明进步产生了积极影响。中华五千年灿烂文化，"伏羲制九针""神农尝百草"，中医经典著作作为中医学的重要组成部分，是中医药文化之源、理论之基、临床之本。为了把这些宝贵的财富继承好、发展好、利用好，人民卫生出版社于 2005 年推出了《中医临床必读丛书》（简称《丛书》）（105 种），随后于 2017 年推出了《中医临床必读丛书》（典藏版）（30 种），丛书出版后深受读者欢迎，累计印制近 900 万册，成为了中医药从业人员和爱好者的必读经典。

毋庸置疑，中医古籍不仅是中医理论的基础，更是中医临床坚强的基石，提高临床疗效的捷径。每一位中医从业者，无不是从中医经典学起的。"读经典、悟原理、做临床、跟名师、成大家"是中医成才的必要路径。为了贯彻落实党的二十大报告指出的促进中医药传承创新发展和《关于推进新时代古籍工作的意见》

要求,传承中医典籍精华,同时针对后疫情时代中医药在护佑人民健康方面的重要性以及大众对于中医经典的重视,我们因时因势调整和完善中医古籍出版工作,因此,在传承《丛书》原貌的基础上,对105种图书进行了改版,推出《中医临床必读丛书重刊》(简称《重刊》)。为了便于读者阅读,本版尽量保留原版风格,并采用双色印刷,将"养生类著作"单列,对每部图书的导读和相关文字进行了更新和勘误;同时邀请张伯礼院士和王琦院士为《重刊》作序,具体特点如下:

1. **精选底本,校勘严谨** 每种古籍均由各科专家遴选精善底本,加以严谨校勘,为读者提供精准的原文。在内容上,考虑中医临床人员的学习需要,一改过去加校记、注释、语译等方式,原则上只收原文,不作校记和注释,类似古籍的白文本。对于原文中俗体字、异体字、避讳字、古今字予以径改,不作校注,旨在使读者在研习之中渐得旨趣,体悟真谛。

2. **导读要览,入门捷径** 为了便于读者学习和理解,每本书前撰写了导读,介绍作者生平、成书背景、学术特点,重点介绍该书的主要内容、学习方法和临证思维方法,以及对临床的指导意义,对书的内容提要钩玄,方便读者抓住重点,提升学习和临证效果。

3. **名家整理,打造精品** 《丛书》整理者如余瀛鳌、钱超尘、郑金生、田代华、郭君双、苏礼等大部分专家都参加了我社20世纪80年代中医古籍整理工作，他们拥有珍贵而翔实的版本资料，具备较高的中医古籍文献整理水平与丰富的临床经验，是我国现当代中医古籍文献整理的杰出代表，加之《丛书》在读者心目中的品牌形象和认可度，相信《重刊》一定能够历久弥新，长盛不衰，为新时代我国中医药事业的传承创新发展做出更大的贡献。

主要分类和具体书目如下：

 经典著作

《黄帝内经素问》 《金匮要略》

《灵枢经》 《温病条辨》

《伤寒论》 《温热经纬》

 诊断类著作

《脉经》 《濒湖脉学》

《诊家枢要》

❸ 通用著作

《中藏经》 《三因极一病证方论》

《伤寒总病论》 《素问病机气宜保命集》

《素问玄机原病式》 《内外伤辨惑论》

《儒门事亲》　　　《石室秘录》

《脾胃论》　　　　《医学源流论》

《兰室秘藏》　　　《血证论》

《格致余论》　　　《名医类案》

《丹溪心法》　　　《兰台轨范》

《景岳全书》　　　《杂病源流犀烛》

《医贯》　　　　　《古今医案按》

《理虚元鉴》　　　《笔花医镜》

《明医杂著》　　　《类证治裁》

《万病回春》　　　《医林改错》

《慎柔五书》　　　《医学衷中参西录》

《内经知要》　　　《丁甘仁医案》

《医宗金鉴》

◆ 4 各科著作

(1) 内科

《金匮钩玄》　　　　　　《张氏医通》

《秘传证治要诀及类方》　《张聿青医案》

《医宗必读》　　　　　　《临证指南医案》

《医学心悟》　　　　　　《症因脉治》

《证治汇补》　　　　　　《医学入门》

《医门法律》　　　　　　《先醒斋医学广笔记》

《温疫论》　　　　　　《串雅内外编》

《温热论》　　　　　　《医醇賸义》

《湿热论》　　　　　　《时病论》

(2) 外科

《外科精义》　　　　　《外科证治全生集》

《外科发挥》　　　　　《疡科心得集》

《外科正宗》

(3) 妇科

《经效产宝》　　　　　《傅青主女科》

《女科辑要》　　　　　《竹林寺女科秘传》

《妇人大全良方》　　　《济阴纲目》

《女科经纶》

(4) 儿科

《小儿药证直诀》　　　《幼科发挥》

《活幼心书》　　　　　《幼幼集成》

(5) 眼科

《秘传眼科龙木论》　　《眼科金镜》

《审视瑶函》　　　　　《目经大成》

《银海精微》

(6) 耳鼻喉科

《重楼玉钥》　　　　　《喉科秘诀》

《口齿类要》

(7)针灸科

《针灸甲乙经》　　　　《针灸大成》

《针灸资生经》　　　　《针灸聚英》

《针经摘英集》

(8)骨伤科

《永类钤方》　　　　　《世医得效方》

《仙授理伤续断秘方》　《伤科汇纂》

《正体类要》　　　　　《厘正按摩要术》

⑤　养生类著作

《寿亲养老新书》　　　《老老恒言》

《遵生八笺》

⑥　方药类著作

《太平惠民和剂局方》　《得配本草》

《医方考》　　　　　　《成方切用》

《本草原始》　　　　　《时方妙用》

《医方集解》　　　　　《验方新编》

《本草备要》

人民卫生出版社

2023 年 2 月

序 一

　　党的二十大报告提出,把马克思主义与中华优秀传统文化相结合。中医药学是中国古代科学的瑰宝,也是打开中华文明宝库的钥匙。当前,中医药发展迎来了天时、地利、人和的大好时机。特别是近十年来,党中央、国务院密集出台了一系列方针政策,大力推动中医药传承创新发展,其重视程度之高、涉及领域之广、支持力度之大,都是前所未有的。"识势者智,驭势者赢",中医药人要乘势而为,紧紧把握住历史的机遇,承担起时代的责任,增强文化自信,勇攀医学高峰,推动中医药传承创新发展。而其中人才培养是当务之急,不可等闲视之。

　　作为中医药人才成长的必要路径,中医经典著作的重要性毋庸置疑。历代名医先贤,无不熟谙经典,并通过临床实践续先贤之学,创立弘扬新说;发皇古义,融会新知,提高临床诊治水平,推动中医药学术学科进步,造福于黎庶。孙思邈指出:"凡欲为大医,必须谙《素问》《甲乙》《黄帝针经》……"李东垣发《黄帝内经》胃气学说之端绪,提出"内伤脾胃,百病

9

由生"的观点，一部《脾胃论》成为内外伤病证辨证之圭臬。经典者，路志正国医大师认为：原为"举一纲而万目张，解一卷而众篇明"之作，经典之所以奉为经典，一是经过长时间的临床实践检验，具有明确的临床指导作用和理论价值；二是后代医家在学术流变中，不断诠释、完善并丰富了其内涵与外延，使其与时俱进，丰富和发展了理论。

如何研习经典，南宋大儒朱熹有经验可以借鉴：为学之道，莫先于穷理；穷理之要，必在于读书；读书之法，莫贵于循序而致精；而致精之本，则又在于居敬而持志。读朱子治学之典，他的《观书有感》诗歌可为证："半亩方塘一鉴开，天光云影共徘徊。问渠那得清如许？为有源头活水来。"可诠释读书三态：一是研读经典关键是要穷究其理，理在书中，文字易懂但究理需结合临床实践去理解、去觉悟；更要在实践中去应用，逐步达到融汇贯通，圆机活法，亦源头活水之谓也。二是研读经典当持之以恒，循序渐进，读到豁然以明的时候，才能体会到脑洞明澄，如清澈见底的一塘活水，辨病识证，仿佛天光云影，尽映眼前的境界。三是研读经典者还需有扶疾治病、济世救人之大医精诚的精神；更重要的是，读经典还需怀着敬畏之心去研读赏析，信之用之日久方可发扬之；有糟粕可弃用,但须慎之。

在这次新型冠状病毒感染疫情的防治中,疫病相关的中医经典发挥了重要作用,2020年疫情初期我们通过流调和分析,明确了新型冠状病毒感染是以湿毒内蕴为核心病机、兼夹发病为临床特点的认识,有力指导了对疫情的防治。中医药早期介入,全程参与,有效控制转重率,对重症患者采取中西医结合救治,降低了病死率,提高了治愈率。所筛选出的"三药三方"也是出自古代经典。在中医药整建制接管的江夏方舱医院中,更是交出了564名患者零转重、零复阳,医护零感染的出色答卷。中西医结合、中西药并用成为中国抗疫方案的亮点,是中医药守正创新的一次生动实践,也为世界抗疫贡献了东方智慧,受到世界卫生组织(WHO)专家组的高度评价。

经典中蕴藏着丰富的原创思路,给人以启迪。青蒿素的发明即是深入研习古典医籍受到启迪并取得成果的例证。进入新时代,国家药品监督管理部门所制定的按古代经典名方目录管理的中药复方制剂,基于人用经验的中药复方制剂新药研发等相关政策和指导原则,也助推许多中医药科研人员开始从古典医籍中寻找灵感与思路,研发新方新药。不仅如此,还有学者从古籍中梳理中医流派的传承与教育脉络,以传统的人才培养方法与模式为现代中医药教育提供新的借鉴……可见中医药古籍中的内容对当代中医药科研、临床与教育均具有指导作用，应该受到重视与研习。

我们欣慰地看到，人民卫生出版社在 20 世纪 50 年代便开始了中医古籍整理出版工作，先后经过了影印、白文版、古籍校点等阶段，经过近 70 年的积淀，为中医药教材、专著建设做了大量基础性工作；并通过古籍整理，培养了一大批中医古籍整理名家和专业人才，形成了"品牌权威、名家云集""版本精良、校勘精准""读者认可、历久弥新"等鲜明特点，赢得了广大读者和行业内人士的普遍认可和高度评价。2005年，为落实国家中医药管理局设立的培育名医的研修项目，精选了 105 种中医经典古籍分为三批刊行，出版以来，重印近千万册，广受读者欢迎和喜爱。"读经典、做临床、育悟性、成明医"在中医药行业内蔚然成风，可以说这套丛书为中医临床人才培养发挥了重要作用。此次人民卫生出版社在《中医临床必读丛书》的基础上进行重刊，是践行中共中央办公厅、国务院办公厅《关于推进新时代古籍工作的意见》和全国中医药人才工作会议精神，以实际行动加强中医古籍出版工作，注重古籍资源转化利用，促进中医药传承创新发展的重要举措。

经典之书,常读常新,以文载道,以文化人。中医经典与中华文化血脉相通,是中医的根基和灵魂。"欲穷千里目,更上一层楼",经典就是学术进步的阶梯。希望广大中医药工作者乃至青年学生,都要增强文化自觉和文化自信,传承经典,用好经典,发扬经典。

有感于斯,是为序。

中国工程院院士　国医大师
天津中医药大学　名誉校长　张伯礼
中国中医科学院　名誉院长
2023 年 3 月于天津静海团泊湖畔

序　二

中医药典籍浩如烟海，自先秦两汉以来的四大经典《黄帝内经》《难经》《神农本草经》《伤寒杂病论》，到隋唐时期的著名医著《诸病源候论》《备急千金要方》，宋代的《经史证类备急本草》《圣济总录》，金元时期四大医家刘完素、张从正、李东垣和朱丹溪的著作《素问玄机原病式》《儒门事亲》《脾胃论》《丹溪心法》等，到明清之际的《本草纲目》《医门法律》等，中医古籍是我国中医药知识赖以保存、记录、交流和传播的根基和载体，是中华民族认识疾病、诊疗疾病的经验总结，是中医药宝库的精华。

中华人民共和国成立以来，在中医药、中西医结合临床和理论研究中所取得的成果，与中医古籍研究有着密不可分的关系。例如中西医结合治疗急腹症，是从《金匮要略》大黄牡丹汤治疗肠痈等文献中得到启示；小夹板固定治疗骨折的思路，也是根据《仙授理伤续断秘方》等医籍治疗骨折强调动静结合的论述所取得的；活血化瘀方药治疗冠心病、脑血管意外和闭塞性脉管炎等疾病的疗效，是借鉴《医林改错》

等古代有关文献而加以提高的;尤其是举世瞩目的抗疟新药青蒿素,是基于《肘后备急方》治疟单方研制而成的。

党的二十大报告提出,深入实施科教兴国战略、人才强国战略。人才是全面建设社会主义现代化国家的重要支撑。培养人才,教育要先行,具体到中医药人才的培养方面,在院校教育和师承教育取得成就的基础上,我还提出了书院教育的模式,得到了国家中医药管理局和各界学者的高度认可。王琦书院拥有 115 位两院院士、国医大师的强大师资阵容,学员有岐黄学者、全国名中医和来自海外的中医药优秀人才代表。希望能够在中医药人才培养模式和路径方面进行探索、创新。

那么,对于个人来讲,我们怎样才能利用好这些古籍,来提升自己的临床水平? 我以为应始于约,近于博,博而通,归于约。中医古籍博大精深,绝非只学个别经典即能窥其门径,须长期钻研体悟和实践,精于勤思明辨、临床辨证,善于总结经验教训,才能求得食而化,博而通,通则返约,始能提高疗效。今由人民卫生出版社对《中医临床必读丛书》(105 种)进行重刊,我认为是件非常有意义的事,《重刊》校勘严谨,每本书都配有导读要览,同时均为名家整理,堪称精品,是在继承的基础上进行的创新,这无疑对提高临床疗效、推动中医药事业的继承与发展具有积极的促进作用,因此,我们也会将《重刊》列为书院教学尤其是临床型专家成长的必读书目。

韶光易逝,岁月如流,但是中医人探索求知的欲望是亘古不变的。我相信,《重刊》必将对新时代中医药人才培养和中医学术发展起到很好的推动作用。为此欣慰之至,乐为之序。

中国工程院院士　国医大师　王琦

2023 年 3 月于北京

原　序

中医药学是具有中国特色的生命科学,是科学与人文融合得比较好的学科,在人才培养方面,只要遵循中医药学自身发展的规律,把中医理论知识的深厚积淀与临床经验的活用有机地结合起来,就能培养出优秀的中医临床人才。

百余年西学东渐,再加上当今市场经济价值取向的影响,使得一些中医师诊治疾病常以西药打头阵,中药作陪衬,不论病情是否需要,一概是中药加西药。更有甚者不切脉、不辨证,凡遇炎症均以解毒消炎处理,如此失去了中医理论对诊疗实践的指导,则不可能培养出合格的中医临床人才。对此,中医学界许多有识之士颇感忧虑而痛心疾首。中医中药人才的培养,从国家社会的需求出发,应该在多种模式、多个层面展开。当务之急是创造良好的育人环境。要倡导求真求异、学术民主的学风。国家中医药管理局设立了培育名医的研修项目,第一是参师襄诊,拜名师并制订好读书计划,因人因材施教,务求实效。论其共性,则需重视"悟性"的提高,医理与易理相通,重视易经相关理论的学习；还有文献学、逻辑学、生命科学原理与生物信息学等知识的学习运用。"悟性"主要体现在联系临床，提高思辨能力，破解疑难病例，获取疗效。再者是熟读一本临证案头书，研修项目精选的书目可以任选，作为读经典医籍研修晋级保底的基本功。第二是诊疗环境，我建议城市与乡村、医院与诊所、病房与门诊可以兼顾，总以多临证、多研讨为主。若参师三五位以上，年诊千例以上，必有上乘学问。第三是求真务实，"读经典做临床"关键在"做"字上苦下功夫，敢于置疑而后验证、诠释，进而创新，诠证创新自然寓于继承之中。

中医治学当溯本求源，古为今用，继承是基础，创新是归宿，认真继承中医经典理论与临床诊疗经验，做到中医不能丢，进而才是中医现代化的实施。厚积薄发、厚今薄古为治学常理。所谓勤求古训、融会新知，即是运用科学的临床思维方法，将理论与实践紧密联系，以显著的疗效，诠释、求证前贤的理论，于继承之中求创新发展，从理论层面阐发古人前贤之未备，以推进中医学科的进步。

综观古往今来贤哲名医，均是熟谙经典、勤于临证、发皇古义、创立新说者。通常所言的"学术思想"应是高层次的成就，是锲而不舍长期坚持"读经典做临床"，并且，在取得若干鲜活的诊疗经验基础上，应是学术闪光点凝聚提炼出的精华。笔者以弘扬中医学学科的学术思想为己任，绝不敢言自己有什么学术思想，因为学术思想一定要具备创新思维与创新成果，当然是在以继承为基础上的创新；学术思想必有理论内涵指导临床实践，能提高防治水平；再者，学术思想不应是一病一证一法一方的诊治经验与心得体会。如金元大家刘完素著有《素问病机气宜保命集》，自述"法之与术，悉出《内经》之玄机"，于刻苦钻研运气学说之后，倡"六气皆从火化"，阐发火热症证脉治，创立脏腑六气病机、玄府气液理论。其学术思想至今仍能指导温热、瘟疫的防治。严重急性呼吸综合征（SARS）流行时，运用玄府气液理论分析证候病机，确立治则治法，遣药组方获取疗效，应对突发公共卫生事件，造福群众。毋庸置疑，刘完素是"读经典做临床"的楷模，而学习历史，凡成中医大家名师者基本如此，即使当今名医具有卓越学术思想者，亦无例外。因为经典医籍所提供的科学原理至今仍是维护健康、防治疾病的准则，至今仍葆其青春，因此"读经典做临床"具有重要的现实意义。

　　值得指出，培养临床中坚骨干人才，造就学科领军人物是当务之急。在需要强化"读经典做临床"的同时,以唯物主义史观学习易理易道易图,与文、史、哲、逻辑学交叉渗透融合,提高"悟性",指导诊疗工作。面对新世纪,东学西渐是另一股潮流,国外学者研究老聃、孔丘、朱熹、沈括之学,以应对技术高速发展与理论相对滞后的矛盾日趋突出的现状。譬如老聃是中国宇宙论的开拓者,惠施则注重宇宙中一般事物的观察。他解释宇宙为总包一切之"大一"与极微无内之"小一"构成,大而无外小而无内,大一寓有小一,小一中又涵有大一,两者相兼容而为用。如此见解不仅对中医学术研究具有指导作用,对宏观生物学与分子生物学的连接,纳入到系统复杂科学的领域至关重要。近日有学者撰文讨论自我感受的主观症状对医学的贡献和医师参照的意义;有学者从分子水平寻求直接调节整体功能的物质,而突破靶细胞的发病机制;有医生运用助阳化气、通利小便的方药同时改善胃肠症状,治疗幽门螺杆菌引起的胃炎;还有医生使用中成药治疗老年良性前列腺增生,运用非线性方法,优化观察指标,不把增生前列腺的直径作为唯一的"金"指标,用综合量表评价疗效而获得认许,这就是中医的思维,要坚定地走中国人自己的路。

　　人民卫生出版社为了落实国家中医药管理局设立的培育名医的研修项目,先从研修项目中精选 20

种古典医籍予以出版,余下 50 余种陆续刊行,为我们学习提供了便利条件,只要我们"博学之,审问之,慎思之,明辨之,笃行之",就会学有所得、学有所长、学有所进、学有所成。治经典之学要落脚临床,实实在在去"做",切忌坐而论道,应端正学风,尊重参师,教学相长,使自己成为中医界骨干人才。名医不是自封的,需要同行认可,而社会认可更为重要。让我们互相勉励,为中国中医名医战略实施取得实效多做有益的工作。

王永炎

2005 年 7 月 5 日

导　读

　　《金匮钩玄》是一部代表丹溪学术思想的重要著作，具有较高的临床实用价值。该书忠实记录了朱丹溪治疗内科杂病、妇科、儿科、喉科和外科等疾患的诊治经验，是丹溪"阳常有余，阴常不足""湿热相火"及"气血痰郁"等学说在临床上的具体运用，对后世临床有着重要的指导作用，影响深远。因其内容简明扼要，故书名"钩玄"，而"金匮"二字以示为医家所"珍贵"。

一、《金匮钩玄》与作者

　　朱丹溪(1281—1358)，名震亨，字彦修，号丹溪。浙江义乌县赤岸镇人。丹溪故乡义乌"赤岸"有一条溪流名叫"丹溪"，溪水清澈如镜，溪底石红如染，学者尊丹溪医德医风高尚，学术精湛，不欲道其字，称之为"丹溪翁"，或称"丹溪先生"，后世医家直称为"朱丹溪"。

　　朱丹溪是我国金元时期的著名医家之一，与"寒凉派"刘完素（河间）、"攻下派"张从正（子和）、"补土派"李杲（东垣）合称金元四大家。朱氏为金元四大家中最晚出的一家，他继承了河间学说，并吸取了张从正、李东垣之长，然后融进自己的心得，提出了"阳常有余，阴常不足"及"湿热相火"为病的理论，创立滋阴学说，被后世誉称为"滋阴派"的创始人。丹溪学说的建立，对后世医学的发展影响极为深远，在国外也享有盛誉，如日本医学界曾成立丹溪学社，专门研究丹溪学说，足见其对日本汉医影响之深。历史上具名丹溪所撰的医籍较多，但由于年代久远，部分著作如《伤寒论辨》《外科精要发挥》等已散佚无见。即使在现存的著述中，情况也比较复杂，现公认系丹溪自撰的为《格致余论》《局方发挥》《本草衍义补遗》；其余大部分著述系由其门人或私淑者整理和编纂，而部分则是托名丹溪的伪作。《金匮钩玄》即系由其门人整理和编纂，并可谓是署名"丹溪心法"系列著述的蓝本。

戴思恭，字原礼，号肃斋，浙江浦江县马剑（今属诸暨市）人，生于1324年，卒于1405年，是元末明初著名医学家。戴氏幼年习儒，尤嗜读医书。少年时随父至义乌，从学于朱丹溪，丹溪见其颖悟倍常，器重其才，尽以医术授之。当时丹溪弟子众多，惟戴原礼能

独得其秘,后世称之为"震亨高弟"。戴氏既得其传,
医术日精,享誉江浙一带。洪武二十五年(1392)入朝
为御医,后做太医院史。永乐三年(1405)辞归故里,
逾月而卒,终年82岁。据文献记载,戴氏著有《订正
丹溪先生金匮钩玄》《类证用药》《秘传证治要诀》
《证治要诀类方》《推求师意》等书。《订正丹溪先生
金匮钩玄》即为本书,系戴氏根据其师丹溪先生授课
内容,经整理补充而成。

《金匮钩玄》成书年月不详,刊于明成化二十一
年(1485),清代因避康熙名讳而将"钩玄"改为"钩
元"。《薛氏医案》收入本书时改名为《平治荟萃》。
后光绪十七年(1891)、民国十三年(1924)等均有翻
刻。其他如《古今医统正脉全书》《周氏医学丛书》
《四库全书》等均收录本书。1980年人民卫生出版
社曾出版本书铅印本。

有关该书作者,一直存在争议。该书旧题"门
人戴原礼录"(《续金华丛书》),而《明史》、李濂《医
史》《四库全书总目提要》都认为,该书出丹溪之手
而经戴原礼校订增补而成。由于宋濂《故丹溪先生
朱公石表辞》、戴良《丹溪翁传》都未载此书,故清代
周学海认为是"戴原礼节抄其师朱丹溪医案中语",
掇集成篇。我们认为,本书系丹溪授徒语言,经戴氏

整理增补而成。从本书的内容来看,其论病大旨不出气、血、痰、郁,与丹溪的学术思想是一致的;从体例来看,每病症下简明地阐述病因病机、方药运用,似属丹溪之语。而文中的"戴曰",对正文进行提示归纳,往往起到"补注"的作用。至于附余六篇大论,其主旨即是发挥丹溪之学,是为戴原礼所增补。从文辞来看,其言辞简练,类似"语录",属门人在老师授课或侍诊时随手记录下来,故有许多病症的残缺不全。因此,《四库全书总目提要》等谓"元·朱震亨撰,明·戴原礼校补"是正确的。

《金匮钩玄》共3卷,并附医论6篇。卷1、卷2为内科、喉科和外科病症,卷3为妇科、儿科病症。内容收入内科病症87种,喉科、外科病症13种,妇科病症16种,儿科病症21种,共计137种。每病症均简要地论述病因病机、治疗方药,并贯穿气、血、痰、郁的辨证纲领,充分体现了丹溪学术思想在临床上的运用。书后所附的"六篇大论",是戴氏对丹溪学术思想的继承和发挥。因此,本书成为代表丹溪学术思想的重要著作之一,也是我们今天学习丹溪学术思想的重要参考文献。

二、主要学术特点及对临床的指导意义

1. 弘扬气血痰郁学说

丹溪对杂病的治疗颇有心得,故有"杂病宗丹溪""杂病规朱彦修"之说。他对杂病的治疗主要从"气、血、痰、郁"四个方面着手,并创立了"气血痰郁"学说,认为"气血冲和,万病不生,一有怫郁,诸病生焉",以此指导临床杂病的治疗,这在本书中得到充分的反映。丹溪治疗气血痰郁创制越鞠丸(苍术、香附、川芎、神曲、炒栀子)功能行气解郁,适用于气、血、痰、火、湿、食等郁结而致的胸膈痞闷,或脘腹胀痛,嘈杂吐酸,饮食不化,嗳气呕吐等症,在当今临床上仍广为应用。戴氏在本书补注时发挥了丹溪气血痰郁学说。他说:"郁者,结聚而不得发越也,当升者不得升,当降者不得降,当变化者不得变化也。此为传化失常,六郁之病见矣。"明确指出郁证的关键为"传化失常",即由传化失常而产生六郁之病。如"气郁者,胸胁痛,脉沉涩;湿郁者,周身走痛,或关节痛,遇阴寒则发,脉沉细;痰郁者,动则即喘,寸口脉沉滑;热郁者,瞀,小便赤,脉沉数;血郁者,四肢无力,能食,便红,脉沉;食郁者,嗳酸,腹饱不能食,人迎脉平和,气口脉紧盛者是也"。进一步阐发了"六郁"之病的证候。更

值得一提的是，戴氏在继承丹溪的基础上，又吸收了李东垣"内伤脾胃，百病由生"的观点，把气血痰郁病症与脾胃的升降功能密切联系起来。他认为丹溪所制越鞠丸作用机制在于升降消导，因此只能用于"病而未深者"，治疗气血痰郁病症尚需根据病位的深浅辨证施治，颇具新意，对后世启发较大。

2. 扩大火热证治范畴

丹溪的主要学术思想是创立"阳常有余，阴常不足"及"湿热相火"为病的理论，在《格致余论》《局方发挥》等书中均已阐述，但缺乏临床印证。本书弥补了这一缺陷。如谓"凡气有余便是火。火急甚重者，必缓之，生甘草兼泻兼缓，人参、白术亦可。人壮气实，火盛颠狂者，可用正治，或硝冰水饮之。人虚火盛狂者，可用生姜汤与之，若投以冰水正治，立死。有补阴即火自降者，炒黄柏、地黄之类"。"火郁当发，看何经，轻者可降，重则从其性升之。实火可泻，小便降火极速"。故他在论治杂病时每多从火热立论，如嗳气、吞酸、嘈杂等均属"火动"，黄疸、痛风等同为"湿热"，中风、头痛、头眩等皆是"痰火"，凡此种种，不胜枚举，说明火热为患的广泛性和重要性。为此，在本书附录中，戴氏专立篇章来讨论此事。他从其师丹溪"阳常有余，阴常不足"的观点出发，认为"气化火，血易亏"。如说:"捍卫冲和不息之谓气,扰乱妄动变常之谓火。"说明正常的气可以化生万物,变则为火,可以败乱生机,即所谓"火之为病,其害甚大,其变甚速,其势甚彰,其死甚暴",突出了火的危害性。而"人在气交中,常多动少静,故阳气最易滋长,阴血最易被耗。若阴血既亏,复受阳扰,实为百病变生之所由"。从而提出了"阳易亢,阴易亏"的论点,扩大了治疗火热证的范围。这是在继承丹溪学说的基础上,结合刘河间"五志过极化火"、李东垣"火与元气不两立"等学说,独抒己见所得,多为后世所宗。

3. 辩论滞下病因病机

滞下即痢疾,世医均以痢下赤白而分寒热,妄用兜涩燥剂止之。有的认为病机是积滞而用巴硇丸药攻之,还有的认为病机为湿热而用淡渗之剂利之,戴氏认为这是偏误。他根据刘河间在《素问玄机原病式》中反复陈喻"赤白同于一理"的观点,指出:"果肠胃积滞不行,法当辛苦寒凉药,推陈致新,荡涤而去,不宜巴硇毒热下之。否则,郁结转甚,而病变危者有之矣。若泻痢不分两证,混言湿热,不利小便,非其治也。夫泄者,水谷湿之象,滞下者,垢瘀之物,同于湿热而成,治分两歧,而药亦异。若淡渗之剂,功能散利水道,浊流得快,使泄自止。此有无之形,岂可与滞下混同论治而用导滞行积可乎？其下痢出于大肠传送之道，了不干于肾气。所下有形之物，或如鱼脑，或下如豆汁，或便白脓，或下纯血，或赤或白，或赤白相杂，若此者，岂可与泻混同论治而用淡渗利之可乎？"他认为，滞下的病因病机是"皆由肠胃日受饮食之积，余不尽行，留滞于内，湿蒸热瘀，郁结日深，伏而不作；时逢炎暑大行，相火司令，又调摄失宜，复感酷热之毒，至秋阳气始收，火气下降，蒸发蓄积，而滞下之证作矣。以其积滞之下行，故名之曰滞下"。明确提出滞下的病机是"湿热瘀积"，至于泻下有赤白之分，亦是其"干于血分则赤，干于气分则白，赤白兼下，气血俱受邪矣"。因此，在治疗上应"通作湿热治，但分新旧"。时至今日，仍具有临床指导意义。

三、如何学习应用《金匮钩玄》

1. 触类旁通，互相参证

署名丹溪所撰的医籍较多，本书即是其中之一。因此我们学习《金匮钩玄》时，应将本书与其他丹溪所撰的医籍如《格致余论》《局方发挥》《本草衍义补遗》等联系起来。此外，本书是署名"丹溪心法"系列著述的蓝本，诸如《丹溪心法》《丹溪心法类集》

《丹溪纂要》《丹溪心法附余》《丹溪先生治法心要》等，均源出于本书。以流传甚广、影响较大的《丹溪心法》为例，《金匮钩玄》收入内科、喉科、外科、妇科、儿科病症共计137种，而《丹溪心法》将其合并成78种，并将方剂分为入方（丹溪所订）和附方（其他医家所拟），这较《金匮钩玄》更为确切。只有将这些丹溪著作前后结合起来阅读，才能更好地理解和掌握丹溪学说。

2. 知纲识目，拓展思路

如前所述，《金匮钩玄》言辞简练，类似提纲式"语录"，属门人在老师授课或侍诊时随手记录下来，故内容有许多方面的残缺。阅读时要仔细体会，知纲识目，拓展思路，这样才能深刻领会丹溪临证治病的特色。如消渴，原书内容很简单，仅只有"养肺、降火、生血为主，分上中下治"数言，并附单验方一首，而未列出病因病机、辨证分型方法及方药，这就需要我们根据对消渴的临床所掌握的情况加以分析理解。"分上中下治"，说明丹溪提倡分上消、中消、下消进行辨证论治的。"养肺、降火、生血为主"，说明丹溪对消渴病因病机的认识是"燥热胜阴"，这与其"阳常有余，阴常不足"及"湿热相火"为病的学术观点是一致的。

3. 留意增补,加深理解

《金匮钩玄》是经戴原礼整理的,故书中标明"戴曰""戴云"者就有48条,有些虽未明显标识者,但仍可在阅读中体味出来。或言病因,或提治法,或列方药,起到"补注"的作用。如泄泻,丹溪分为湿、气虚、火、痰积、食积五类,戴氏则补充:"凡泻水腹不痛者,是湿也。饮食入胃不住,或完谷不化者,是气虚也。腹痛泻水,腹鸣,痛一阵,泻一阵,是火也。或泻,时或不泻,或多或少,是痰也。腹痛甚而泻,泻后痛减者,是食积也。"明确其辨证方法,于临床多有帮助。至于书后戴氏所增补的六篇大论,其主旨即是发挥丹溪之学,亦反映了戴氏的重要学术思想。

4. 古为今用,推陈出新

《金匮钩玄》一书虽然篇幅不多,字数较少,但其中所蕴涵的内容精深广博,至今仍具有较高的临床参考价值。尤其是在提倡知识创新的今天,我们更应在继承丹溪学术思想的基础上有所发扬,有所前进。例如治疗消渴,丹溪制方以黄连为君。现代药理研究表明,黄连所含的有效成分小檗碱,有良好的降血糖作用,用人工合成的盐酸小檗碱在临床上治疗糖尿病,取得较好的疗效。其成果2006年在美国《自然科学》杂志上发表,引起国际医学界的广泛重视。再如治疗喘证,丹溪提出宜"取椒目碾极细末,用一二钱以生姜汤调下,止之"。现代则有报道,用椒目榨油截喘,收效甚捷。因此,学习本书时要注意古为今用,推陈出新,只有这样,才能不断提高中医学术水平。

竹剑平　王　英

江凌圳　胡　森

2006 年 4 月

整理说明

《金匮钩玄》为元代朱震亨撰,明代戴原礼校补。全书共 3 卷,并附医论 6 篇。本次整理,我们采用明慎修堂刊本为底本,明万历二十九年《医统正脉》本(简称正脉本)为主校本,清《周氏医学丛书》本(简称周氏本)、光绪庚子《丹溪全书》本(简称庚子本)为旁校本,进行了整理与校勘。兹就有关事项说明如下:

1. 原书繁体字一律改为现行简体字,个别字如"癥瘕"的"癥"字例外。

2. 为了保持本书的原貌,对书中的文字原则上不予改动,但出现下列情况者则径改:凡底本与校本不一致,显系底本错讹者,则据校本改正或增删底本原文;对一些异体字、通假字、不规范的字等一律径改,以求规范统一。

3. 将原书中方剂以笔画为序,做成索引,附于书后,以便读者查阅。

通过这次的整理,希望能对广大读者有所帮助。

本书整理过程中承蒙盛增秀老师的指导和审阅,在此谨表衷心的感谢!

目

录

丹溪先生金匮钩玄
卷第一

门人戴元礼录

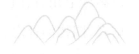

中　风

大率主血虚有痰，以治痰为先。或虚夹火与湿，亦有死血留滞者，外中于风者，亦有中气者，当从痰治，顺气化痰。若口开手撒，眼合遗尿，吐沫直视，喉如鼾睡，肉脱筋痛者，皆不治。

半身不遂，大率多痰，在左属死血、无血，在右属痰、有热、气虚。病若在左者，四物汤等加桃仁、红花、竹沥、姜汁；在右者，二陈汤、四君子等加竹沥、姜汁。痰壅盛者，口眼㖞斜者，不能言者，皆当吐。

吐法，轻用瓜蒂、虾汁、皂角，重用藜芦半钱，或三分，加麝香，灌入鼻内或口内，吐痰出；一吐不已，再吐之。亦有虚而不可吐者。

气虚卒倒，参、芪补之。气虚有痰，浓参汤合竹沥、姜汁。血虚宜四物汤，俱用姜汁炒，恐泥痰，再加竹沥、姜汁入内服。能食者，去竹沥，加荆沥。又法，以猪牙皂角、白矾等分为末,姜汤调下,名稀涎散。血虚者,四物汤补之。夹痰者,亦用姜汁、竹沥。

《脉诀》内言诸不治证见,则不可治,筋枯者不治。举动则筋痛者是筋枯,以其无血滋润故也。

治痰,气实能食用荆沥,气虚少食用竹沥。此二味,用开经络,行血气,入四物汤中,必用姜汁助之。

肥白人多湿,少用附子、乌头行经。

初昏倒,急掐人中至醒,然后用去痰药,二陈汤、四物、四君子等汤加减用。

六　郁

戴云:郁者,结聚而不得发越也,当升者不得升,当降者不得降,当变化者不得变化也。此为传化失常,六郁之病见矣。气郁者,胸胁痛,脉沉涩;湿郁者,周身走痛,或关节痛,遇阴寒则发,脉沉细;痰郁者,动则即喘,寸口脉沉滑;热郁者,瞀,小便赤,脉沉数;血郁者,四肢无力,能食,便红,脉沉;食郁者,嗳酸,腹饱不能食,人迎脉平和,气口脉紧盛者是也。

气血中和,万病不生;一有怫郁,诸病生焉。

气郁：香附子、苍术、川芎；

湿：苍术、川芎、白芷；

痰：海石、香附、南星、瓜蒌；

热：青黛、香附、苍术、川芎、栀子；

血：桃仁、红花、青黛、川芎、香附；

食：苍术、香附、针沙醋炒、山楂、神曲炒。春加芎，夏加苦参，秋冬加吴萸。

越鞠丸 解诸郁。又名芎术丸。

苍术　香附　抚芎　神曲　栀子

等分为末，水丸如绿豆大。

凡郁，皆在中焦，以苍术、抚芎开提其气以升之。假如食在气上，提其气则食自降，余皆仿此。

癞

大风病，是受得天地间杀物之气，古人谓之疠风者，以其酷烈暴悍可畏耳！人得之者，须分在上在下。夫在上者，以醉仙散取涎血于齿缝中出；在下者，以通天散取恶物陈虫于谷道中出。取出虽有道路之异，然皆不外乎阳明一经，治此证者，须知此意。看其疙瘩与疮，上先见者，上体多者，在上也；下先见者，下体多者,在下也;上下同得者,在上复在下也。阳明胃经与大肠,无物不受,此风之入人也。气受之则在上多,血受之则在下多,血气俱受之者,上下俱多也。自非医者神手,病者铁心,罕有免此。夫从上从下以渐而来者,皆可治。人见其病势之缓,多忽之,虽按法施治,病已痊可。若不能忌口绝色,皆不免再发,发则终于不能救也。余曾治五人,中间惟一妇人不再发,以其贫甚,而且寡,无物可吃也,余四人三四年后皆再发。孙真人云:吾尝治四五十人,终无一人免于死。非真人不能治,盖无一人能守禁忌耳。此妇人本病药外,又服百余贴加减四物汤,半年之上,方得经行,十分安愈。

治法:在上者,醉仙散;在下者,通天再造散;后用通神散,及三棱针于委中出血。但不能忌口绝房者,不治之也。

醉仙散

胡麻仁　牛蒡子　蔓荆子　枸杞子各半两,为粗末,同炒紫色　白蒺藜　苦参　瓜蒌根　防风各半两

上八味,为细末,每一两半,入轻粉三钱,拌匀,大人一钱,空心、日午、临睡各一服,淡茶调下,五七日间,必于齿缝中出臭涎水,浑身觉痛,昏闷如醉,利下恶臭屎为度,量大小虚实,加减与之。证候重而急者,

须以再造散下之，候补养得还，复与此药吃。须断盐、酱、醋、诸般鱼肉、椒料、果子、烧炙等物，止可淡粥，及淡煮熟时菜食之，茄尚不可食，惟有乌梢蛇、菜花蛇，可以淡酒煮熟食之，以助药力。

再造散

郁金半两,生用　大黄一两,炮　皂角刺一两,黑者,大者　白牵牛头末六钱,半炒半生用之

上为末，五钱，临夜冷酒调下，以净桶伺候泄出虫。如虫口黑色，乃是多年；虫口如赤色，是近者。三数日又进一服，直候无虫，即绝根也。

寒

主乎温散。有卒中天地之寒气，有口伤生冷之物。

戴云：此伤寒，谓身受肃杀之气，口食冰水瓜果冷物之类，病者必脉沉细，手足冷，息微身倦，虽身热亦不渴，倦言语。或遇热病，误用此法，轻者至重，重者至死。凡脉数者，或饮水者，或烦躁动摇者，皆是热病。寒热二证若水火也，不可得而同治，误即杀人，学者慎之。

伤　寒

伤寒，必须身犯寒气，口食寒物者，从补中益气汤中加发散药，属内伤者十居八九。其法邪所凑，其气必虚，只用补中益气汤中，从所见之证，出入加减。气虚热甚者，少用附子，以行参、芪之剂。如果气虚者，方可用此法。以上伤寒治法，可用于南方，不宜北。

暑

戴云：暑，乃夏月炎暑也。盛热之气著人也，有冒，有伤，有中，三者有轻重之分，虚实之辨。或腹痛水泻者，胃与大肠受之；恶心者，胃口有痰饮也。此二者冒暑也，可用黄连香薷饮。盖黄连退暑热，香薷消蓄水。或身热头疼，躁乱不宁者，或身如针刺者，此为热伤在分肉也，当以解毒白虎汤加柴胡，气如虚者加人参。或咳嗽，发寒热，盗汗出不止，脉数者，热在肺经，用清肺汤、柴胡天水散之类，急治则可，迟则不可治矣。或火乘金也，此为中暑。凡治病须要明白辨别，慎勿浑同施治。春秋间亦或有之，切莫执一，随病处方为妙。

黄连香薷饮，夹痰加半夏，气虚加人参、黄芪，或清暑益气汤加减用之。

注　夏

属阴虚，元气不足。

戴云：秋初夏末，头痛脚软，食少体热者是也。补中益气汤去柴胡、升麻，加炒黄柏，夹痰止用南星、半夏、陈皮之类，或生脉散。出《千金方》。

暑　风

戴云：暑风者，夏月卒倒，不省人事者是也。有因火者，有因痰者。火，君相二火也；暑，天地二火也。内外合而炎烁，所以卒倒也。痰者，人身之痰饮也。因暑气入而鼓激痰饮，塞碍心之窍道，则手足不知动蹑而卒倒也。此二者皆可吐。《内经》曰：火郁则发之。夹火、夹痰实者，可用吐法。吐即发散也，量其虚实而吐之，吐醒后可用清剂调治之。

湿

戴云：湿有自外入者，有自内出者，必审其方土之致病源。东南地下，多阴雨地湿，凡受必从外入，多自下起，以重腿气者多，治当汗散，久者宜疏通渗泄。西北地高，人多食生冷湿面，或饮酒后，寒气怫郁，湿不能越，作腹皮胀痛，甚则水鼓胀满，或通身浮肿如泥，按之不起，此皆自内而出也。辨其元气多少，而通利其二便，责其根在内也。此方土内外，亦互相有之，但多少不同，须对证施治，不可执一。本草：苍术治湿，上下俱可用。

二陈汤加酒芩、羌活、苍术散风之药，行湿最妙。

内 伤

内伤病退后，燥渴不解者，有余热在肺家，可用参、苓、甘草、少许姜汁，冷服，或茶匙挑姜汁与之，虚者可用人参汤。世之病此者为多，但有夹痰者，有夹外邪者，有热郁于内而发者，皆以补元气为主，看其所夹之病而兼用药。

火

有可发者二，风寒外来者可发，郁者可发。阴虚火动难治。火郁当发，看何经，轻者可降，重则从其性升之。实火可泻，小便降火极速。

凡气有余便是火。火急甚重者，必缓之，生甘草兼泻兼缓，人参、白术亦可。人壮气实，火盛颠狂者，可用正治，或硝冰水饮之。人虚火盛狂者，可用生姜汤与之，若投以冰水正治，立死。有补阴即火自降者，炒黄柏、地黄之类。

山栀子仁，大能降火，从小便泄去，其性能屈曲下行降火，人所不知。

凡火盛者，不可骤用凉药，必用温散。

又方左金丸　治肝火。

黄连六两　茱萸一两，或半两

水为丸，白汤下五十丸。

伤　风

戴云：新咳嗽，鼻塞声重者是也。属肺者多，散宜辛温,或辛凉之剂。

发　斑

属风热。

戴云:斑,有色点而无头粒者是。如有头粒即疹也。风热夹痰而作,自里而发于外。通圣散消息,当以微汗而散之,下之非理也。

内伤斑者,胃气极虚,一身火游行于外所致,宜补以降之。发斑似伤寒者,痰热之病发于外,微汗以散之,下之非理也。

疹

戴云:疹,浮小有头粒者是。随出即收,收则又出者是也,非若斑之无头粒也,当明辨之。

属热与痰在肺,清肺火降痰,或解散出汗,亦有可下者。

温 病

众人病一般者是也。又谓之天行时疫。有三法，宜补，宜降，宜散。

又方

大黄　黄芩　黄连　人参　桔梗　防风　苍术　滑石　香附　人中黄

上为末，神曲为丸，每服五七十丸，分气、血、痰作汤使，气虚四君子汤，血虚四物汤，痰多二陈汤送下。如热甚者，可用童子小便送下。

大头天行病，东垣有方。

羌活　酒芩　大黄酒蒸

冬温为病，非其时而有其气者。冬时君子当闭藏，而反发泄于外，专用补药带表。

又方　以竹筒两头留节，中作一窍，纳甘草于中，仍以竹木钉闭窍，于大粪缸中浸一月，取出晒干，专治疫毒。

疟

有风，有暑，有食，老疟，疟母，痰病。

老疟病，此系风暑入阴分在脏，用血药川芎、抚芎、红花、当归，加苍术、白术、白芷、黄柏、甘草煎，露一宿，次早服之。无汗要有汗，散邪为主，带补；有汗要无汗，正气为主，带散。有疟母者，用丸药消导，醋煮鳖甲为君，三棱、蓬术、香附，随证加减。

三日一发者，受病一年；间发者，受病半年；一日一发者，受病一月；连二日发者，住一日者，气血俱受病。一日间一日者，补药带表药，后用疟丹截之。在阴分者，用药彻起，在阳分方可截之。

又方

草果　知母　槟榔　乌梅　常山　甘草炙　川山甲炮

用水酒一大碗，煎至半碗，露一宿，临发日前二时温服，如吐则顺之。

截疟青蒿丸

青蒿一两　冬青叶二两　马鞭草二两　官桂二两

上三药，皆晒干秤，为末，法丸如胡椒子大，每两作四服，于当发前一时服尽。

大法，暑风必当发汗，夏月多在风凉处歇，遂闭其汗而不泄。因食者从食上治。

疟而虚者，须先用参、术一二贴，托住其气，不使下陷，后用他药治。内伤夹外邪者同法，内必主痰，外必以汗解,二陈汤加常山、柴胡、黄芩、草果。

疟而甚者,发寒热,头痛如破,渴而饮水,自汗,可与参、芪、术、芩、连、栀子、川芎、苍术、半夏等治。

久病疟,二陈汤加川芎、苍术、柴胡、葛根、白术,一补一发。

咳　嗽

风寒;火,主降火;劳;肺胀;火郁;痰,主降痰。

戴云:风寒者,鼻塞声重,恶寒者是也。火者,有声痰少,面赤者是也。劳者,盗汗出,兼痰者,多作寒热。肺胀者,动则喘满,气急息重。痰者,嗽动便有痰声,痰出嗽止。五者大概耳,亦当明其是否也。

风寒,行痰开腠理,二陈汤加麻黄、杏仁、桔梗。

火,降火清金化痰。

劳,四物汤中加竹沥、姜汁,必以补阴为主。

肺胀而嗽者,用诃子、青黛、杏仁。诃子能治肺气,因火伤极,遂成郁遏胀满,取其味酸苦,有收敛降火之功,佐以海蛤粉、香附、瓜蒌、青黛、半夏曲。

食积,痰作嗽发热者,半夏、南星为君,瓜蒌、萝卜子为臣,青黛、碱为使。

火郁嗽者，诃子、海石、瓜蒌、青黛、半夏、香附。咳嗽声嘶者，此血虚受热也，用青黛、蛤粉、蜜调服。久嗽，风入肺，用鹅管石、雄黄、郁金、款冬花，碾末，和艾中，以生姜一片，留舌上灸之，以烟入喉中为度。干咳嗽者难治。此系火郁之证，乃痰郁火邪在中，用苦梗以开之，下用补阴降火，不已则成劳，倒仓好。此证不得志者有之。嗽而胁痛，宜疏肝气，用青皮等，方在后，二陈汤内加南星、香附、青黛、姜汁。

治嗽药，大概多用生姜者，以其辛散也。上半日嗽多者，属胃中有火，贝母、石膏能降胃火。午后嗽多者，此属阴虚，必用四物汤加知母、黄柏，先降其火。五更嗽多者，此胃中有食积，至此时候，流入肺金，知母、地骨皮降肺火。火气浮于肺者，不宜用凉药，用五味、五倍敛而降之。有痰因火逆上者，先治火，后治其痰也。

肺虚甚者，用参膏，此好色肾虚有之，以生姜、陈皮佐之。大概有痰者，可加痰药治之。治嗽多用粟壳，不必疑，但要先去病根，此乃收后之药也。师云：阴分嗽者，多属阴虚治之也。

不嗽而肺胀壅遏，不得眠者，难治。

治嗽烟筒

佛耳草　款冬花　鹅管石

上为末,用纸卷烧其烟薰之,或白汤调亦得。

治嗽有痰,天突、肺俞二穴灸,治嗽,泄火热,大泻肺气,三椎骨下横过各一寸半是穴。

嗽,春是春升之气,用清药二陈加薄、荆之类;夏是火炎上,最重芩、连;秋是湿热伤肺;冬是风寒外来,用药发散之后,以半夏必逐去痰,庶不再来。

又方　治嗽劫药。

五味子半两　五倍子一钱　甘草二钱半　风化硝一钱

为末,以蜜为丸,嚼化之。

痰

脉浮当吐。

凡治痰,用利药过多,致脾气下虚,则痰反易生多。

湿痰,用苍术;老痰,海石、半夏、瓜蒌子、香附、五倍子;热痰,用青黛、黄连;食积痰,神曲、麦蘖、山楂子。

痰在肠胃间者,可下而愈。痰在经络中者,非吐不可出,吐法中就有发散之义也。府上之痰,必用吐之,泻亦不能去也。气实痰热,结在上者,则吐。吐难得出,或成块,或吐咯不出,气滞兼郁者,此则难治矣。胶固者,必用吐之。

吐法:兼用芽茶、齑水、姜汁、醋少许,瓜蒌散少许,加防风、桔梗,皆升动其气,便吐也。

吐法:用附子尖、桔梗芦、人参芦、瓜蒂、砒不甚用、藜芦、艾叶、末茶。

上药,此皆自吐,不用手探,但药但汤皆可吐。

吐法:先以布搭膊勒腰,于不通风处行此法。萝卜子半斤,擂,和以浆水一碗,滤去渣,入少油与蜜,旋至半温服,后以鹅翎探吐。凡用鹅翎,须以桐油浸,却以皂角水洗去肥,晒干用之。

又法:用虾带壳半斤,入酱、葱、姜等料物煮汁,先吃虾,后饮汁,以翎勾引吐,必须紧勒肚腹。

二陈汤　一身之痰都能管,如在下加下引药,如在上加上引药。

凡人身上中下有块者,多是痰也。问其平日好食何物,吐下后用药。

许学士用苍术治痰饮成窠囊,一边行,极效。痰夹瘀血,遂成窠囊。

痰之清者属寒,用二陈汤之类。内伤夹痰,必用人参、黄芪、白术之属,多用姜汁传送,或用半夏之属,虚甚者宜加竹沥。痰热者多夹风,外证为多。湿者多软如身倦而重之类,热者清之,食积者必用攻之,兼气虚者,用补气药补之。因火盛逆上者,治火为先,白术、黄芩、石膏之类。中气不足,则加人参、白术。痰之为物,随气升降,无处不到。

脾虚者,清中气,二陈加白术之类,兼用提药。中焦有痰与食积,胃气赖其所养,卒不便虚,若攻之尽则虚矣。

眩晕、嘈杂,乃火动其痰,用二陈汤加栀子、芩、连类。

噫气吞酸,此系食郁有热,火气上动,以黄芩为君,南星、半夏为臣,橘红佐之,热多者加青黛。

痰在胁下,非白芥子不能达。痰在皮里膜外者,非姜汁、竹沥不可达。痰在膈间,使人颠狂、健忘,宜用竹沥。风痰亦服竹沥,又能养血。痰在四肢,非竹沥不开。痰结核在咽喉,燥不能出,入化痰药,加软坚咸药。杏仁、海石、桔梗、连翘、瓜蒌仁,少佐朴硝,以姜汁蜜调丸,嚼化之。海粉即海石,热痰能降,湿痰能燥,结痰能软,顽痰能消,可入丸子、末子,不可入煎药。

黄芩治热痰,假以降其热也。竹沥滑痰,非姜汁不能行经络也。枳实泻痰,能冲墙壁。五倍子能治老痰。

小胃丹，治膈上痰热、风痰、湿痰，肩膊诸痛，然能损胃气，食积痰实者用之，不宜多。

青礞石丸去湿痰，重在风化硝。

润下丸 降痰最妙。

陈皮半斤，去白，以水化盐半两，拌陈皮令得所煮，候干炒燥。一方不去白 甘草一两，炙

上为末，蒸饼丸绿豆大，每服三十五丸，温水下。

油炒半夏，大治湿痰，又治喘，止心痛，粥丸，姜汤下三十丸。

痰方

黄芩空心 香附 半夏姜制 贝母

以上治湿痰，加瓜蒌仁、青黛，作丸子，治热痰。

中和丸 治湿痰气热。

苍术 黄芩 香附 半夏各等分

为末，粥丸。

燥湿痰方 亦治白浊因痰者。

南星一两 半夏一两 蛤粉二两 青黛为衣

上为末，神曲糊丸。

痰嗽方

黄芩一两半，酒浸洗 滑石半两 贝母一两 南星

一两 风化硝二钱半 白芥子半两，去壳

上为末,汤浸蒸饼为丸。

导痰汤

半夏四两　南星　橘皮　枳壳　赤茯苓一两　甘草半两

用生姜煎服之。

千缗汤

半夏七枚,泡制,四片破之　皂角去皮,炙,一寸二分　甘草炙,一寸　生姜如指大

煎服之,治喘。

治痰方

南星　半夏　滑石　轻粉各三钱　巴豆三十粒

上用皂角仁浸浓汁,丸如梧桐子大,每服五十丸。

黄连化痰丸

黄连一两　陈皮五钱　吴茱萸酒浸,一钱　半夏一两五钱

上为末,入桃仁二十四个,研如泥,和匀,神曲糊丸,如绿豆大,每服百丸,姜汤送下。

消痰方

益元散七钱,吴茱萸三钱。

治郁痰方

白僵蚕、杏仁、瓜蒌、诃子、贝母。

戴云：有痰喘，有气急喘，有胃虚喘，有火炎上喘。痰喘者，凡喘便有痰声；气急喘者，呼吸急促而无痰声。有胃虚喘者，抬肩撷肚，喘而不休。火炎上喘者，乍进乍退，得食则减，食已则喘。大概胃中有实火，膈上有稠痰，得食咽坠下稠痰，喘即止；稍久，食已入胃，反助其火，痰再升上，喘反大作。俗不知此，作胃虚治，以燥热之药者，以火济火也。昔叶都督患此，诸医作胃虚治之不愈，后以导水丸利五六次而安矣。

凡久喘，未发以扶正气为要，已发以攻邪为主。

有气虚，短气而喘；有痰，亦短气而喘；有阴虚，自小腹下火起而上者。

喘急有风痰者，《妇人大全良方》千缗汤。阴虚有痰喘急者，补阴降火，四物汤加枳壳、半夏。气虚者，人参、蜜炙黄柏、麦门冬、地骨皮之类。

大概喘急之病，甚不可用苦药、凉药，火气盛故也，可用导痰汤加千缗汤治之。

诸喘不止者，用劫药一二贴则止之。劫药之后，因痰治痰，因火治火。椒目碾极细末，用一二钱，以生姜汤调下止之。又法：用萝卜子蒸熟为君，皂角烧灰，等分为末，以生姜汁炼蜜为丸，小桐子大，每服五七十丸，嚼化下之效。

哮

专主于痰，宜吐法。

治哮必用薄滋味，不可纯用凉药，必带表散。

治哮方

用鸡子略敲，壳损膜不损，浸于尿缸内，三四日夜取出，煮熟食之，效。盖鸡子能去风痰。

痢

身热，后重，腹痛，下血。

戴云：痢虽有赤白二色，终无寒热之分，通作湿热治，但分新旧，更量元气用药，与赤白带同。

身热：夹外感，不恶寒，小柴胡汤去人参；恶寒发热为表证，宜微汗和解，苍术、川芎、陈皮、芍药、甘草、生姜，煎服。

后重：积与气郁坠下，兼升兼消。或气行血和，积少，但虚坐努力，此为亡血，倍用归身、尾，却以生芍药、生地黄、桃仁佐之，复以陈皮和之。或下痢而大孔痛者，此因热流于下也，用木香、槟榔、黄芩、黄连、炒干姜。或痢退减十之七八，积已尽，糟粕未实，当炒芍药、炒白术、炙甘草、陈皮、茯苓汤下固肠丸三十粒。然固肠丸性燥，有去湿实肠之功，恐滞气未尽者，不可遽用此药，只宜单服此汤可也。或痢后，糟粕未实，或食稍多，或饥甚方食，腹中作痛者，切勿惊恐，以白术、陈皮各半盏煎服，和之则安。或久痢后，体虚气弱，滑泻不止，又当以诃子、肉豆蔻、白矾、半夏之类，择用以涩之，甚则加牡蛎，然须以陈皮为佐，若大涩亦能作痛。又甚者，灸天枢、气海。

古方用厚朴为泻凝滞之气，然朴太温而散气，久服大能虚人，滞气稍行即去之，余滞未尽，以炒枳壳、陈皮。然枳壳亦能耗气，比之厚朴少缓，比陈皮亦重，滞退一半当去之，只用陈皮以和诸药。陈皮去白，有补泻之兼才，若为参、术之佐，亦能补也。

凡痢疾腹痛，必以白芍药、甘草为君，当归、白术为佐，恶寒痛者加桂，恶热痛者加黄柏，达者更能参以岁气时令用药，则万举万全，岂在乎执方哉！

诸不治证：下痢纯血者必死，下痢如尘腐色者死，

下痢如屋漏者死,下痢如竹筒注者不可治,下痢如鱼
脑者半生半死。

噤口痢

胃口热甚故也。

黄连,多加人参煮汤,终日呷之,如吐了再吃,开
以降之。人不知此,多用温药甘味,此以火济火,以滞
益滞,哀哉!

一方　脐中用田螺盦之,以引下其热。

亦有误服热药、涩药之毒犯胃者,当明审以祛
其毒。

痢方　亦作丸。

大黄　黄连　黄芩　黄柏　枳壳　当归　白芍
药　滑石　甘草　桃仁　白术各等分

上为末,神曲糊丸。

孙郎中因饮水过多,腹胀,泻痢带白。

苍术　白术　厚朴　茯苓　滑石

上煎,下保和丸。

小儿八岁,下痢纯血,以食积治。

苍术　白术　黄芩　白芍　滑石　茯苓　甘草

陈皮　炒曲

　　上煎，下保和丸。

　　又下痢发热不止者，属阴虚，用寒凉药，兼升药、热药。

泄　泻

　　湿，气虚，火，痰，食积。

　　戴云：凡泻水腹不痛者，是湿也。饮食入胃不住，或完谷不化者，是气虚也。腹痛泻水，腹鸣，痛一阵，泻一阵，是火也。或泻，时或不泻，或多或少，是痰也。腹痛甚而泻，泻后痛减者，是食积也。

　　湿，燥湿兼渗泄之，四苓散加苍术、白术，甚者二术炒。气虚，人参、白术、芍药、炒升麻。火，宜伐火，利小水，黄芩、木通入四苓散。痰积，宜豁之，海石、青黛、黄芩、神曲、蛤粉，或用吐法。食积，宜消导疏涤之，神曲、大黄。

　　以上诸药，皆作丸子服之。

　　凡泄泻水多者，仍用五苓散治之。

　　世俗类用涩药治痢与泻，若积久而虚者，或可行之，而初得之者，恐必变他疾，为祸不小矣。殊不知多因于湿,惟分利小水,最为上策。

止泻方

肉豆蔻五钱　滑石春冬一两二钱半,夏二两半,秋
二两

又方姜曲丸

陈曲六两,炒　陈麦亦可　茴香五钱　生姜一两

上炒白术、炒曲、炒芍药,或丸或散或汤,作丸妙。

脾　泄

治一老人奉养太过,饮食伤脾,常常泄泻,亦是
脾泄之疾。白术二两,炒,白芍药一两,酒拌炒,神曲
一两半,炒,山楂一两半,炒,半夏一两,洗,黄芩五钱,
炒。上为末,荷叶包饭煨为丸。

治一老人,年七十,面白,脉弦数,独胃脉沉滑,因
饮白酒作痢,下血、淡水、脓,后腹痛,小便不利,里急
后重,参、术为君,甘草、滑石、槟榔、木香、苍术最少,
下保和丸二十五丸。第二日前证俱减,独小便不利,
以益元散服之。

霍　乱

戴云：霍乱者，吐也，有声有物。凡有声无物而躁乱者，谓之干霍乱也。

转筋不住，男子以手挽其阴，女子以手牵其乳近两傍边，此乃《千金》妙法也。

内有所积，外有所感，阳不升，阴不降，乖隔而成矣。切勿以米汤吃之，立死。脉多伏为绝。

见成吐泻，还用吐提其气起。

大法：生姜理中汤最好。有可吐者，有可下者。吐用二陈汤加减亦可，或梓树木煎汤吐亦可。

干霍乱

此病最难治，死在须臾，升降不通故也。

此系内有物所伤，外有邪气所遏。有用吐法者，则兼发散之义也。

吐提其气，极是良法。世多用盐汤。有用温药解散者，其法解散，不用凉药。

二陈汤加和解散，川芎、防风、苍术、白芷。

呕　吐

凡有声有物谓之呕吐，有声无物谓之哕。有痰隔中焦、食不得下者，有气逆者，有寒气郁于胃口者，胃中有痰有热者，然胃中有火与痰而呕吐者多矣。

朱奉议以半夏、生姜、橘皮为主。孙真人误以哕为咳逆。刘河间谓呕者火气炎上，此特一端耳。

胃中有热，膈上有痰，二陈汤加炒栀子、黄连、生姜。久病呕者，胃虚不纳谷也，以生姜、人参、黄芪、白术、香附。

恶　心

有热，有痰，有虚。

戴云：恶心者，无声无物，但心中欲吐不吐，欲呕不呕，虽曰恶心，非心经之病，其病皆在胃口上，宜用生姜，盖能开胃豁痰也。皆用生姜，随证用药。

翻 胃

即膈噎，膈噎乃翻胃之渐，《发挥》备言。

戴云：翻胃有四，血虚、气虚、有热、有痰。血虚者，脉必数而无力；气虚者，脉必缓而无力；气血俱虚者，则口中多出沫，但见沫大出者必死。有热者，脉数而有力；有痰者，脉滑数，二者可治。血虚者，四物为主；气虚者，四君子为主；热以解毒为主；痰以二陈为主。

大约有四：血虚、气虚、有热、有痰，兼病，必用童便、竹沥、姜汁、牛羊乳。

粪如羊屎者，断不可治，大肠无血故也。

痰，用二陈汤为主，寸关脉沉，或伏而大。有气滞结者，通气之药皆可用也，寸关脉沉而涩。气虚，四君子汤为主；血虚，四物汤为主。左手脉无力，大不可用香燥之药，服之必死，宜薄滋味。

马剥儿烧灰存性，一钱重，好枣肉、平胃散二钱，温酒调服，食即可下，然后随病源调理，神效。陈皮三斤三两，厚朴三斤二两，甘草三十两，苍术五斤。

伤　食

戴云：恶食者，胸中有物，导痰补脾。

二陈汤加白术、山楂、川芎、苍术。

痞

食积兼湿，东垣有法有方。

又痞满方

吴茱萸三两　　黄连八两

粥为丸。

软石膏碾末，醋丸如绿豆大，泻胃火，食积、痰。

嗳　气

胃中有火有痰。

南星　半夏　软石膏　莎草根

或汤或丸。

吞　酸

戴云：湿热在胃口上，饮食入胃，被湿热郁遏，其食不得传化，故作酸也，如谷肉在器，湿热则易酸也。必用茱萸顺其性而折之，反佐黄连。

嘈　杂

只是痰因火动。

戴云：此即俗谓之心嘈也。

栀子、姜炒黄连不可无。栀子、黄芩为君。

南星　半夏　橘皮　热多加青黛

肥人嘈杂，二陈汤加抚芎，用苍术、白术、炒栀子。

五　疸

不用分五，同是湿热，如盦曲相似。

戴云：五疸者，周身皮肤并眼如栀子水染。因食积黄者,量其虚实,下其食积,其余但利小便为先,小便利白即黄自退。

轻者小温中丸,重者大温中丸。热多者加黄连,湿多者,茵陈五苓散加食积药。

消渴泄泻

先用白术、白芍药,炒为末,调服,后却服消渴药。

消渴,养肺、降火、生血为主,分上中下治。

黄连末　天花粉末　人乳　生藕汁　生地黄汁

上二物汁为膏,入上药搜和,佐以姜汁,和蜜汤为膏,徐徐留于舌上,以白汤少许送下。

能食加软石膏,瓜蒌根治消渴神药。

水　肿

戴云:水肿者,通身皮肤光肿如泡者是也,以健脾渗水,利小便,进饮食,元气实者可下。

此因脾虚不能制水,水渍妄行,当以参、术补脾，气得实则自能健运，自能升降运动其枢机，则水自行，非五苓之行水也。宜补中行湿，利小便，切不可下。

二陈汤加白术、人参为主，佐以苍术、炒栀子、黄芩、麦门冬，制肝木。若腹胀，少佐厚朴；气不运，加木香、木通。气若陷下，升麻、柴胡提之，随证加减，必须补中。产后必用大补气血为主，少佐以苍术、茯苓，使水自降。用大剂白术补脾，壅满，用半夏、陈皮、香附监之。有热当清肺，麦门冬、黄芩之属。

一方：用山栀子去皮取仁，炒，捶碎，米饮送下。若胃脘热，病在上者，带皮用。

鼓　　胀

又名单鼓，其详在《格致》论中。

大补中气，行湿，此乃脾虚之甚，须必远音乐，断厚味，以大剂人参、白术，佐以陈皮、茯苓、苍术之类。有血虚，当以四物汤行血。

脉实兼人壮盛者，或可用攻药，便用收拾，白术为主。厚朴治腹胀，因味辛以散其气，在中焦故也。

自　汗

属气虚、湿热、阳虚。

东垣有法有方，人参、黄芪，少佐桂枝。阳虚，附子亦可用。

扑法

牡蛎　麸皮　藁本　糯米　防风　白芷　麻黄根

为末，周身扑之。

火气上蒸胃中之湿，亦能作汗，凉膈散主之。

痰证亦有汗者。

盗　汗

血虚，阴虚。

戴云：盗汗者，睡则汗自出，觉则无矣，非若自汗而自出也。小儿不须治。

东垣有法有方，当归六黄汤。

盗汗方

白术四两，一两用黄芪同炒，一两用石斛同炒，一两用牡蛎末同炒，一两用麸皮同炒，各微黄色，余药不用，只用白术上为细末,每服三钱,用粟米汤调下,尽四两效。

呃　逆

有痰、气虚、阴火,视其有余不足治之。

戴云:呃逆者,因痰与热,胃火者极多。

不足者,人参白术汤下大补丸。

有余并痰者,吐之,人参芦之属。

头　风

有痰者多。

左:属风,荆芥、薄荷;属血虚,川芎、当归、芍药。

右:属痰,苍术、半夏;属热,黄芩。

搐药,有用荜拨、猪胆。

头　痛

多主于痰。痛甚者火多。亦有可吐者,亦有可下者。

清空膏治诸般头痛,除血虚头痛不治。血虚头痛,自鱼尾上攻头痛,必用川芎当归汤。

古方有追涎药,出东垣《试效》。

羌活　防风　黄连各炒一两　柴胡七钱　川芎二钱　甘草炙,一两半　黄芩三两,刮去黄色,剉碎一半,酒炒一半

上为末,每服二钱匕,热盏内入茶少许,汤调如膏,抹在口内,少用汤送下,临卧服之。

头　　眩

痰夹气虚、火,治痰为主,夹补气药并降火药。属痰,无痰则不能作眩;属火,痰因火动。又有湿痰者,有火多者。

左手脉数热多,脉涩有死血。右手脉实痰积,脉大必是久病。

头　　晕

火动其痰。

二陈汤加黄芩、苍术、羌活，散风行湿，或用防风行湿之剂可也。

昔有一老妇，患赤白带一年半，是头眩，坐立不久，睡之则安，专用治赤白带，除之，其眩自安矣。

眉棱痛

风热痰，作风痰治，类痛风。

白术、酒黄芩末，茶调服。

又方　川乌头、草乌二味为君，童便浸洗，炒去毒，细辛、黄芩、羌活、甘草佐之。

耳　聋

少阳、厥阴热多，皆属于热，耳鸣者是。

戴云：亦有气闭者，盖亦是热。气闭者，耳不鸣也。

蓖麻子四十九粒　枣肉十个

上入人乳，捣成膏子，石头上略晒干，便丸如桐子大，以绵裹塞于耳中。

又方　用鼠胆入耳中,尤好,仍开痰散风热。

大病后,须用四物汤降火。

有阴虚火动耳聋者,亦如上法。

丹溪先生金匮钩玄
卷第二

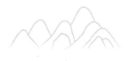

心 痛

即胃脘痛。

心痛，虽日数多，不吃饮食，不死。若痛方止便吃，还痛，必须三五服药后，方可吃物。

大凡心膈之痛，须分新久，若明知身受寒气，口食寒物而病，于初得之时，当以温散，或温利之药。若曰病得之稍久，则成郁矣。郁则蒸热，热则久必生火，《原病式》中备言之矣。若欲单温散，宁无助火添病耶？由是古方中多以山栀为热药之向导，则邪伏而病易退，正易复而病易安。虽然，病安之后，若纵恣口味，不改前非，病复作时，必难治之也。

山栀炒，去皮，每十五个，浓煎汤一呷，入生姜汁令辣，再煎小沸服，或入芎一钱尤妙。山栀大者，用七个或九个。大概胃口有热而作痛，非山栀子不可，佐以姜汁。或半夏、橘红各五、黄芩三、甘草一。

用二陈汤加苍、芎，倍加炒栀，痛甚者加炒干姜从之，反治之法。心痛轻者散之，麻黄、桂枝，重者加石碱、川芎、苍术。栀子必炒去皮用，作丸服之。

凡治病，必须先问平日起居如何，假如心痛，有因平日喜食热物，以致血流于胃口作痛，用桃仁承气汤下之，切记。轻者用韭汁、桔梗，能开提气血，药中兼用之。

以物柱按痛则止者，夹虚也，以二陈汤加炒干姜和之。有虫痛者，面上白斑，唇红能食，属虫，治苦楝根、锡灰之类。脉坚实，不大便者下之。

痛甚者，脉必伏，多用温药，不用参、术，可用附子。

诸痛不可用补气药。

客寒犯胃，草豆蔻丸用之，热亦可用，止用一二服。

草豆蔻一钱四分，裹烧热去皮　吴茱萸汤泡，洗去梗，焙称　益智仁　白僵蚕　橘皮　人参　黄芪以上各八分　生甘草　归身　炙甘草　桂皮各六分　曲末姜黄各四分　桃仁七个，去皮　半夏洗，一钱　麦蘗一钱半，炒黄　泽泻一钱，小便多减半用之　柴胡四分　详膈下痛，多为用之。

上一十八味，除桃仁另研如泥外，余极细末，同桃仁研匀，用汤泡蒸饼为丸，如桐子大，每服三十丸，食远,用热白汤送,旋斟酌多少用之。

又方

用黄荆子炒焦为末,米饮调服,亦治白带。

又方

脾痛,用海蛤粉,佐以香附末,用川芎、山栀、生姜煎辣汤调服为佳。

又方

单用牡粉,酒调下一二钱。气实不可用。

腰　疼

湿热,肾虚,瘀血。

湿热腰疼者,遇天阴或坐久而发者是;肾虚者,疼之不已者是也;瘀血者,日轻夜重者是也。

脉大者肾虚,用杜仲、龟版、黄柏、知母、枸杞、五味之类,用猪脊髓丸。脉涩者瘀血,用补阴丸中加桃仁、红花。湿热者,用苍术、杜仲、黄柏、川芎。痰者,用南星。

凡诸痛皆属火,寒凉药不可峻用,必用温散之药。

诸痛不可用人参,盖人参补气,气旺不通而痛愈甚矣。

脐下忽大痛者，人中如黑色者多死，难治也。人面上忽有红点者，多死。

胁　痛

肝火盛，木气实，有死血，肝急，有痰流注。

木气实，川芎、苍术、青皮、当归。

龙荟丸，泻火要药。死血，桃仁、红花、川芎。痰流注，二陈汤加南星、苍术、川芎。

肝苦急，急食辛以散之，用抚芎、苍术。血病，入血药中行血。胁痛甚者，用姜汁下龙荟丸，肝火盛故也。

咳嗽胁痛，二陈汤加南星、炒香附、青皮、青黛、姜汁。

腹　痛

有寒、积热、死血、食积、湿痰。

戴云：寒痛者，绵绵痛而无增减者是。时痛时止者，是热也。死血痛者，每痛有处，不行移者是也。食积者,甚欲大便,利后痛减者是。湿痰者,凡痛必小便不利。

脉弦强者食,脉滑者痰。

滑痰多作腹痛,用台芎、苍术、香附、白芷,生姜汁入汤服。腹中水鸣,乃火击动其水也,二陈汤加黄芩、黄连、栀子。

凡心腹痛,必用温散,此是郁结不散,阻气不运,故病在下者多属食,宜温散之。

一老人腹痛,年高不禁下者,用川芎、苍术、香附、白芷、干姜、茯苓、滑石。

痛　风

四肢百节走痛,风热、风湿、血虚、有痰。

大法主方

苍术　南星　川芎　白芷　当归　酒黄芩

在上者,加羌活、桂枝、桔梗、威灵仙;在下者,加牛膝、防己、木通、黄柏。血虚者,多用川芎、当归,佐以桃仁、红花。

薄桂治痛风,无味而薄者,独此能横行手臂,领南星、苍术等治之。

上中下痛风方

威灵仙三钱　南星一两　苍芎一两　桃仁五钱 白芷五钱　桂枝三钱　防己半钱　苍术二两　黄柏 酒浸,炒,二两　红花一钱半　羌活三钱　神曲一两,炒 草龙胆五分

张子元气血虚,有痰浊,阴火痛风。

人参一两　白术二两　黄柏二两,炒黑色　山药一 两　海石一两　锁阳五钱　干姜五钱,烧灰　南星一两 败龟版二两,酒炙　熟地黄二两

粥为丸。

治臂痛

半夏一钱　陈皮五分　茯苓五分　苍术一钱半 酒芩一钱　威灵仙三分　白术一钱　甘草少许,炒　南 星一钱　香附一钱

劳　瘵

其主在乎阴虚、痰与血病。

青蒿一斗五升,童便三斗,文武火熬,约童便减二 斗,去蒿,熬至一斗,入猪胆汁七个,再熬数沸,甘草末 收之。

虚劳身瘦属火,因火烧烁。

劳病,四物汤加人尿、姜汁。

咳　血

痰盛,身热多是血虚。

戴云:咳血者,嗽出痰内有血者是。呕血者,呕全血者是。咯血者,每咯出血皆是血疙瘩。衄血者,鼻中出血也。溺血,小便出血也。下血者,大便出血也。虽有名色分六,俱是热证,但有虚实新旧之不同,或妄言为寒者误也。

青黛　诃子　山栀　海石　瓜蒌仁

上为末,姜汁蜜调,噙化。嗽甚者加杏仁,后以八物汤加减调理。

身热多是血虚,四物汤加减。

呕　血

火载血上,错经妄行。

脉大发热,喉中痛者,是气虚,用人参、黄芪蜜炙,黄柏、荆芥,并当归、生地黄用之。

呕血,用韭汁、童便、姜汁磨郁金同饮之,其血自清。

火载血上,错经妄行,四物汤加炒栀子、童便、姜汁。山茶花、童便、姜汁,酒调。郁金末治吐血,入姜汁、童便。

痰带血丝出者,童便、姜汁、竹沥。

又方　用韭汁、童便二物相合,用郁金细研,入在二物之内同饮,其血自消。

又方　治衄血,以郁金,如无郁金以茶、姜汁、童便和好酒调服,即止之。

咯　血

姜汁、童便、青黛入血药中用之,加四物汤、地黄膏、牛膝膏之类。

衄　血

凉血行血为主,犀角地黄汤入郁金同用。

经血逆行,或血腥,或唾血、吐血,用韭叶汁,立效。

溺　血

属热。

山栀子炒,水煎服。或用小蓟、琥珀。

有血虚者,四物汤加牛膝膏。

下　血

不可纯用寒凉药,必于寒凉药中用辛味并温,如酒浸炒凉药,酒煮黄连之类。有热,四物汤加炒栀子、升麻、秦艽、阿胶珠。下血属虚,当归散、四物汤加炮干姜、升麻。

又方　用白芷五倍子丸。

凡用血药,不可单行单止。

有风邪下陷,宜升提之。盖风伤肝,肝生血故也。有湿伤血,宜行湿消热可也。

《内经》谓身热即死,寒则生,此亦是大概言之,必兼证详之则可。今岂无身热生、寒而死者?

脉沉小流连或微者,易治;脉浮大洪数者,难愈。宜滑不宜弦。

仲景治痢,可温者五法,可清者十法,或解表,或利小便,或待其自已,区分易治难治极密,但与泻同,立法不分,学者当辨之。

大孔痛,一日温之,一日清之。久病身冷,自汗,脉沉小者,宜温;暴病身热,脉浮洪者,宜清。

有可吐者,有可下者,有可汗者。

初得时,原气未虚,必推荡之,此通因通用之法,稍久气虚则不可。

先水泄,后脓血,此脾传肾,贼邪难愈。先脓血,后水泄,此肾传脾,微邪易愈。

如豆汁者,湿也。盖脾胃为水谷之海,无物不受,常兼四脏。故如五色之相杂,当先通利,此迎而夺之之义,如虚者亦宜审之。

因热而作,不可用巴豆等药,如伤冷物者,或可用,亦宜谨之。

又有时疫作痢,一方一家之内,上下传染相似,却宜明运气之胜复以治之。

肠　风

独在胃与大肠出。

黄芩　秦艽　槐角　升麻　青黛

梦　遗

专主热,脱精。

戴云:因梦交而出精者,谓之梦遗;不因梦而自泄精者,谓之精滑。皆相火所动,久则有虚而无寒者也。

带下与梦遗同法治。

青黛　海石　黄柏　加椿树根丸

内伤气血,不能固守,当补以八物汤加减,吞椿树根丸。思想成病,其病在心,安神带补,热则流通。

知母　黄柏　蛤粉

精　滑

专主湿热。

戴云:滑者,小便精滑下也。俱是膀胱湿热,虽有赤白之异,终无寒热之别。河间云:天气热则水浑浊,寒则澄彻清冷。由此观之,浊之为病,湿热明矣。

黄柏　知母　牡蛎　蛤粉

又方

良姜三钱　芍药二钱　黄柏二钱,烧灰存性　樗树皮白皮,一两半

上为末,糊为丸,每服三十丸。

浊

湿热,有痰,有虚。赤浊属血,白浊属气,寒则坚凝,热则流通。

大率皆是湿热流注,宜燥中宫之湿,用二陈汤加苍术、白术燥去湿。赤者乃是湿伤血,加白芍药。仍用珍珠粉丸加椿树根皮、滑石、青黛等作丸。

虚劳者,用补阴药,大概不利热药。

肥白人必多痰,以二陈汤去其热,胃弱者兼用人参,以柴胡、升麻升胃中之气。丸药用青黛、黄柏炒褐色,干姜炒微黑色,海石、蛤粉。

胃中浊气下流为赤白浊者,用柴胡、升麻、苍术、白术、二陈汤,丸药用樗末、蛤粉、炒姜、炒黄柏。

专主胃中之浊气下流,渗入膀胱,用青黛、蛤粉。肝脉弦者,用青黛以泻肝。

又方

黄柏一两,炒黑　生柏二钱半,一作三两　海石二两　神曲五钱

为末,水丸。

有热者,黄柏、滑石、青黛之类。

燥湿痰,南星、半夏、蛤粉。

上神曲为丸,青黛为衣,或用海石代曲。

张子元气血两虚,有痰,痛风时作,阴火间起,小便白浊,或带下赤白。方在前痛风中。

一人便浊,常有半年,或时梦遗,形瘦,作心虚主治,珍珠粉丸,和匀定志丸服。

一妇人年近六十,形肥,奉养膏粱,饮食肥美,中焦不清,浊气流入膀胱,下注白浊,白浊即是湿痰也。

戴云:断用二陈汤去痰,加升麻、柴胡升胃中之清气,加苍术去湿,白术补胃,全在活法。服四贴后,浊减大半,觉胸满,因柴胡、升麻升动其气,痰阻满闭,用二陈汤加炒曲、白术。素无痰者,升动胃气不满。

丸药方

青黛　椿皮　蛤粉　滑石　干姜炒　黄柏炒

上为末,炒神曲糊丸,仍用前燥湿痰丸。亦能治带。

又方　滑石利窍,黄柏治湿热,青黛解郁结,蛤粉

咸寒入肾,炒干姜味苦,敛肺气下降,使阴血生。干姜盐制用之。

淋

皆属于痰热。

淋者,小便淋沥,欲去不去,不去又来,皆属于热也。

解热利小便,山栀子之类,用苦杖、甘草煎服,诸药中皆加牛膝。

老人亦有气虚者,人参、白术中带木通、山栀。

亦有死血作淋者,以牛膝作膏。此证亦能损胃不食。

小便不通

气虚,血虚,痰,风闭,实热。

吐之以提其气,气升则水自下之,盖气承载其水也。

气虚,用人参、黄芪、升麻等先服,后吐,或参、芪药中探吐。血虚,四物汤先服,后吐,芎归汤吐亦可。痰多,二陈汤先服,后吐,皆用探吐。痰气闭塞,二陈汤加木香、香附探吐。实热利之。

一妇人脾疼,后患大小便不通,此是痰隔中焦,气滞于下焦,二陈汤加木通,初吃后,粗再煎服,吐之。

关 格

戴云:关格者,谓膈中觉有所碍,欲升不升,欲降不降,欲食不食,此为气之横格也。

必用吐,提其气之横格,不必在出痰也。

有痰,以二陈汤吐之,吐中便有降。有中气虚不运者,补气药中升降。

小便不禁

属热,属虚。

戴云:小便不禁,出而不觉,赤者有热,白者为气虚也。热者,五苓散加解毒散;虚者,五苓散加四物汤。

痫

惊、痰，宜吐。

戴云：痫者，俗曰猪癫风者是也。

大率行痰为主。

黄连　南星　瓜蒌　半夏

寻痰寻火，分多少治，无不愈。分痰分热，有热者，以凉药清其心；有痰者，又用吐药，吐后用东垣安神丸。

此证必用吐，吐后用平肝之药，青黛、柴胡、川芎之类。

健　忘

戴云：健忘者，为事有始无终，言谈不知首尾，此以为病之名，非比生成之愚顽，不知世事者。

精神短少者多，亦有痰者。

怔　忡

大段属血虚。

有虑便动属虚,时作时止,痰因火动。

戴云：怔忡者,心中不安,惕惕然如人将搏者是也。

瘦人多是血少,肥人属痰,寻常者多是痰。

真觉心跳者,是血少,用四物、安神之类。

惊　悸

血虚,用朱砂安神丸。

痓

大率与痫病相似。

多是血虚,有火兼痰,人参、竹沥之类,不用兼风药。

血　块

一名积瘕。

块在中为痰饮,在右为食积,在左为血积。

气不能作块成聚,块乃有形之物,痰与食积、死血,此理晓然。醋煮海石、三棱、莪术、桃仁、红花、五灵脂、香附之类。

白术汤吞下瓦楞子,能消血块,次消痰。

治块,当降火消食积,食积即痰也。

行死血,块去须大补。石碱一物,有痰积、有血块可用,洗涤垢腻,又消食积。

吐　虫

以黑锡炒成灰,槟榔末,米饮调下。

癥　瘕

戴云:积聚癥瘕,有积聚成块,不能移动者是癥;

或有或无，或上或下，或左或右者是痕。

用蜀葵根煎汤，煎人参、白术、陈皮、青皮、甘草梢、牛膝成汤，入细研桃仁、玄明粉各少许，热饮一服，可见块下。

病重，补接之后，加减再行。

消块丸　即《千金》大硝石丸，止可磨块，不令人困，须量虚实而用可也。

硝石六两　大黄八两　人参　甘草各三两

上为末，以三年苦酒三斗，置铜器中，以竹片作准，每入一升作一刻，柱器中熬，先纳大黄，不住手搅，使微沸，尽一刻，乃下余药，又尽一刻，微火熬，使可丸，则取丸如鸡子中黄大，每服一丸，米饮下。如不能大丸，则作小丸，如梧子大，每服三十丸。后下如鸡肝，如米泔、赤黑等色，下后忌风冷，淡软粥将理。

又三圣膏

未化石灰半斤，为末，瓦器中炒令淡红色，提出火外，候热少减，次下大黄末　大黄一两，为末，就炉炒，伺热减，入下桂心末　桂心半两，为末，略炒，入米醋熬成膏药，厚摊贴患处

贴积聚块

大黄　朴硝各一两

上为末，用大蒜捣膏，和匀贴之。

痞块在皮里膜外,须用补气,香附开之,兼二陈汤。加补气药,先须断厚味。

茶　癖

石膏　黄芩　升麻
上为末,砂糖水调服。

瘿　气

先须断厚味。

海藻一两　黄药二两

上为末,以少许置于掌中,时时舔之,津咽下。如消三分之二,须止后药服。

食积一方,乃在妇人食积条下。

疝

湿热痰积,流下作痛,大概因寒郁而作也,即是痰饮、食积并死血。

戴云：疝本属厥阴肝之一经，余尝见俗说小肠、膀胱下部气者，皆妄言也。

子和云：疝本肝经，宜通勿塞，只此见治之法，专主肝经，与肾绝无干，不宜下。癫，湿多。疝气，灸大敦穴。

食积与瘀血成痛者。

栀子　桃仁　山楂　枳实　吴茱萸

上为末，生姜汁、顺流水作汤调服。

按之不定，必用桂枝，属虚。

桂枝　山栀炒　乌头细切,炒

上为末，姜汁为丸，每服三十丸，劫痛。

治疝方　定痛速效。湿胜者加荔枝。

枳壳十五个　山栀炒　糖球炒　茱萸炒

又方**守效丸**　治癫要药，不疼者。

苍术　南星　白芷　山楂　川芎　半夏　枳实

为末，神曲作丸。

治阳明受湿热，传入大肠，恶寒发热，小腹连毛际结核，闷痛不可忍。

山栀炒　枳壳炒　桃仁炒　山楂等分

上研细，砂钵内入生姜汁，用水一盏，煎令沸，热服之。

治诸疝发时，用海石、香附二味为末，以生姜汁汤调服，亦能治心痛。

治疝方

栀子　桃仁　橘核　茱萸　川乌。

上㕮，煎服。劫药，用乌头细切，炒栀子、橘核散，单止痛。

脚　气

苍术盐炒　白术　防己　槟榔　川芎　犀角　甘草　木通　黄连　生地黄酒炒　黄柏

有热加黄芩、黄连。有痰加竹沥、姜汁。

大热及时令热加石膏，大便实加桃仁，小便涩加牛膝。

有食积、流注。

苍术　黄柏　防己　南星　川芎　白芷　犀角　槟榔

血虚加牛膝、龟版。

如常肿者，专主乎湿热，朱先生有方，肥人加痰药。

戴云：有脚气冲心，宜四物加炒柏，再宜涌泉穴用附子津拌贴,以艾灸,泄引其热。

健步丸

归尾 芍药 陈皮 苍术各一两 生地黄一两半
大腹子三个 牛膝 茱萸各半两 黄芩半两 桂枝
二钱

上为末,蒸饼为丸,每服百丸,白术、通草煎汤,食
前下。

一妇人足肿,黄柏、苍术、南星、红花酒洗,草龙
胆、川芎、牛膝酒洗,生地黄。

筋动于足大指,动上来至大腿,近腰结,奉养厚,
因风寒作,四物汤加酒芩、红花、苍术、南星。

筋转皆属乎血热,四物汤加酒芩、红花。

大病虚脱,本是阴虚,用艾灸丹田者,所以补阳,
阳生则阴生故也。不可用附子,可用参多服。

痿

断不可作风治而用风药。

湿热,痰,无血而虚,气弱,瘀血。

湿热,东垣健步方中加燥湿降阴火药,芩、柏、苍
术之类。湿痰,二陈汤中加苍术、黄芩、黄柏、白术之

类,入竹沥。气虚,四君子汤加苍术、黄芩、黄柏之类。血虚,四物汤中苍术、黄柏,下补阴丸。

亦有食积妨碍不得降者,亦有死血者。

健步丸方

羌活　柴胡　滑石　甘草炙　天花粉酒制。各半两　防己　防风　泽泻各三钱　肉桂半钱　川乌　苦参酒制。各一钱

上为末,酒糊丸如桐子大,每服七十丸,煎愈风汤,以空心下。

发　热

阴虚难治。

戴云:凡脉数而无力者,便是阴虚也。阴虚发热,用四物汤加黄柏,兼气虚加参、芪、白术。盖四物汤加黄柏,是降火补阴之妙药。又云:阴虚发热,用四物汤,甚者加龟版、炒黄柏。吃酒人发热者,难治。不饮酒之人,若因酒而发热者,亦难治。

一男子年三十岁,因酒发热,用青黛、瓜蒌仁、姜汁,每日以数匙入口中,三日而愈。

阳虚恶寒

戴云：凡背恶寒甚者，脉浮大而无力者，是阳虚也。用人参、黄芪之类，甚者加附子少许，以行参、芪之气。

一女子恶寒，用苦参一钱，赤小豆一钱，为末，齑水吐，用川芎、苍术、南星、黄芩，酒曲丸。

手心热

栀子　香附　苍术　白芷　川芎　半夏生用

为末，曲糊丸。

手　麻

此是气虚也。

手 木

东垣云：麻木，气不行也，补肺中之气。是湿痰死血。十指麻是胃中有湿痰死血。

厥

因痰，用白术、竹沥。

厥者，手足冷也。热厥逆也，非寒证。因气虚、血虚。

热：承气汤；外感：解散加姜汁、酒。

面寒面热

火起，寒郁热。面寒，退胃热。

喉痹

大概多是痰热也，只以桐油吐之，或用射干，逆流水吐。

又方 用李实根皮一片，嚼口内，更用李实根碾水傅项上，一遭立效。新采园中者。

缠喉风

戴云：属痰热缠喉风者，谓其咽喉里外皆肿者是也。用桐油，以鹅翎探吐。

又法 用灯油脚探吐之。

又方 用远志去心，水调傅项上，一遭立功。

喉咽生疮并痛

多属虚，血热游行无制，客于咽喉，人参蜜炙、黄柏、荆芥。

虚：人参、竹沥，无实火；热：黄连、荆芥、薄荷、硝石。

上为细末，用蜜、姜汁调嚼。

血虚,四物汤中加竹沥。

口　疮

服凉药不愈者,此中焦气不足,虚火泛上无制,用理中汤,甚者加附子,或噙官桂亦可。

又方:用西瓜浆水,口痛甚者,以此徐徐饮之。冬月,紫榴皮烧灰,噙之。

酒渣鼻

血热入肺。

四物汤加陈皮、红花、酒炒黄芩煎,入好酒数滴,就炒五灵脂末服,效。又用桐油入黄连,以天吊藤烧油,热敷之。

肺　痈

已破入风者不治,搜风汤吐之。出《医垒元戎》。

收敛疮口,止有合欢树皮、白敛煎汤饮之。

肺痿

专主养肺养血,养气清金。

天疱疮

通圣散及蚯蚓泥略炒,蜜调敷之,妙。

从肚皮上起者,里热发外,还服通圣散可也。

漏疮

须先服补药,以生气血,即参、芪、术、归、芎为主,大剂服之。外以附子末,唾和作饼,如钱厚,以艾炷灸之,漏大艾炷亦大,漏小艾炷亦小,但灸令微热,不可令痛,干则易之。干研为末,再和再灸。如困则止,来日如前法再灸,直至肉平为效。亦有用附片灸,仍前气血药作膏药贴之。

痔　漏

用五倍子、朴硝、桑寄生、莲房煎汤,先薰后洗。肿者用木鳖子、五倍子,研细末调敷。

漏,专以凉药为主。

痔漏方

人参　黄芪　当归　川芎　升麻　枳壳　条芩槐角

肠　痈

作湿热、食积治,入风难治。

治漏外塞药:芦甘石小便煅,牡蛎粉。

结　核

或在颈在项,在身在臂,如肿毒者,多痰注作核不散,治耳后、顶门各一块。

僵蚕炒　青黛　胆星　酒大黄

上为末,蜜丸,嚼化之。

颈颊下生痰核,二陈汤加炒大黄、连翘、桔梗、柴胡。

治臂核作痛,连翘、防风、川芎、酒芩、苍术、皂角刺。

治环跳穴痛,防生附骨痈方:以苍术佐黄柏,行以青皮之辛,冬月加桂枝,夏月加条子黄芩,体虚者加土牛膝,以生甘草为使,大料煎入生姜汁,带辣,食前饮之。病甚者,加黄柏、桂枝十数贴;发不动,少加大黄一两贴;又不动者,恐痈将成矣,急撅地成坑,以火煅红,沃以小便,赤身坐其上,以被席围抱下体,使热气薰蒸,腠理开,血气畅而愈。

脱　肛

血热、气虚、血虚。

气虚补气,用人参、当归、黄芪、川芎、升麻;血虚者,四物汤;血热者凉血,四物汤加黄柏炒。

丹溪先生金匮钩玄
卷第三

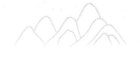

妇人科

经　水

经候过期而作疼者，乃虚中有热，所以作疼。

经水不及期，血热也，四物汤加黄连。

经候将来而作疼者，血实也，桃仁、香附、黄连。

过期，乃血少也，川芎、当归，带人参、白术与痰药。

过期，紫黑色有块，血热也，必作痛，四物汤加黄连、香附。

淡色过期者，乃痰多也，二陈汤加川芎、当归。

紫色成块者，乃是热也，四物汤加黄连之类。

痰多，占住血海地位，因而下多者，目必渐昏，肥人如此。南星、苍术、香附、川芎，作丸服。

肥人不及日数而多者，痰多，血虚有热，前方加黄连、白术。若血枯经闭者，四物汤加桃仁、红花。

躯肥脂满经闭者，导痰汤加芎、连，不可服地黄，泥膈故也，如用以生姜汁炒。

血　崩

崩之为病，乃血之大下，岂可为寒？但血去后，其人必虚，当大补气血。东垣有治法，但不言热，其主于寒，学者宜再思之。

急则治其标，白芷汤调百草霜。甚者，棕榈皮灰，后用四物汤加干姜调理。因劳者，用参、芪带升补药。因寒者加干姜，因热者加黄芩、参、芪。

崩过多者，先服五灵脂末一服，当分寒热，五灵脂能行能止。妇人血崩，用白芷、香附为丸。

白带，用椒目末，又用白芷末。一方：用生狗头骨，烧灰存性，或酒调服，或入药服之。又方：用五灵脂半生半熟为末，以酒调服。

气虚、血虚者，皆于四物汤加人参、黄芪。漏下乃热而虚者，四物汤加黄连。

带下赤白

赤属血，白属气，主治燥湿为先。

带漏俱是胃中痰积流下，渗入膀胱，宜升，无人知此。肥人多是湿痰，海石、半夏、南星、苍术、川芎、椿皮、黄柏；瘦人带病少，如有带者，是热也，黄柏、滑石、川芎、椿皮、海石。甚者，上必用吐，以提其气，下用二陈汤加苍术、白术，仍用丸子。一本作瓦垄子。

又云：赤白带皆属于热，出于大肠、小肠之分。一方：黄荆子炒焦为末，米饮汤下，治白带，亦治心痛。

罗先生治法，或十枣汤，或神祐丸，或玉烛散，皆可用，不可峻攻，实者可用此法，虚则不宜。

血虚者，加减四物汤；气虚者，以参、术、陈皮间与之；湿甚者，用固肠丸。相火动者，于诸药中少加炒柏；滑者，加龙骨、赤石脂；滞者，加葵花；性燥者，加黄连。寒月，少入姜、附，临机应变，必须断厚味。

良姜　芍药　黄柏二钱,各烧灰　入椿树皮末一两半

上为末，粥为丸，每服三四十丸。

痰气带下者，苍术、香附、滑石、蛤粉、半夏、茯苓。

妇人上有头风鼻涕，下有白带，南星、苍术、黄柏炒焦、滑石、半夏、川芎、辛夷、牡蛎粉炒、茯苓。白带兼痛风，半夏、茯苓、川芎、陈皮、甘草、苍术炒浸、南星、牛膝、黄柏酒浸,晒干炒。

子　嗣

肥盛妇人不能孕育者，以其身中脂膜闭塞子宫，而致经事不能行，可用导痰汤之类。

瘦怯妇人不能孕育者,以子宫无血,精气不聚故也,可用四物汤养血养阴等药。

产前胎动

孕妇人因火动胎,逆上作喘者,急用条黄芩、香附之类,将条芩更于水中沉,取重者用之。

固胎

地黄半钱　人参　白芍各一钱　白术一钱半　川芎　归身尾一钱　陈皮一钱　甘草二钱　糯米一十四粒　黄连些小　黄柏些小　桑上羊儿藤七叶完者

上㕮咀,煎汤服之。

血虚不安者,用阿胶。痛者,缩砂,行气故也。

一切病不可表。

恶　阻

从痰治。

戴云:恶阻者,谓妇人有孕,恶心阻其饮食者是也。肥者有痰,瘦者有热,多用二陈汤。或白术为末,水丸,随所好,或汤或水下。

妇人怀妊爱物,乃一藏之虚,假如肝藏虚,其肝气止能生胎,无余物也。

血块死血,食积痰饮成块,在两胁,动作腹鸣嘈杂,眩晕身热,时作时止。

黄连一两,一半用茱萸炒,去茱萸;一半益智炒,去益智　山栀半两,炒　台芎半两　香附一两,用童便浸　萝卜子一两半,炒　山楂一两　三棱　青皮　神曲各半两　莪术半两,用米醋煮　桃仁半两,留尖去皮　白芥子一两半,炒　瓦楞子消血块　为末,作丸子服之。

妇人血块如盘,有孕,难服峻削。

香附四两,醋煮　桃仁一两,去皮尖　海石一两,醋煮　白术一两

为末,神曲为丸。

束　胎

束胎丸　第八个月服。

黄芩酒炒,夏用一两,秋用七钱半,冬用半两　茯苓七钱半　陈皮二两,忌火　白术二两

粥为丸。

束胎散　即达生散。

人参半钱　陈皮半钱　白术　白芍　归身尾各一钱　甘草二钱,炙　大腹皮三钱　紫苏半钱

或加枳壳、砂仁作一贴,入青葱五叶、黄杨木叶梢十个煎,待于八九个月,服十数贴,甚得力。或夏加黄芩,冬不必加,春加川芎,或有别证,以意消息。

第九个月服：

黄芩一两,酒炒,宜热药不宜凉药,怯弱人减半　白术一两　枳壳七钱半,炒　滑石七钱半,临月十日前小便多时,减此一味

上为末,粥为丸,如梧桐子大,每服三十丸,空心,热汤下,不可多,恐损元气。

安 胎

白术、黄芩、炒曲,粥为丸。

黄芩安胎,乃上中二焦药,能降火下行。缩砂安胎治痛,行气故也。

益母草,即茺蔚子,治产前产后诸病,能行血养血。

难产作膏,地黄膏、牛膝膏。

胎 漏

气虚,血虚,血热。

戴云：胎漏者,谓妇人有胎而血漏下也。

子 肿

湿多。

戴云：子肿者,谓孕妇手足或头面、通身浮肿者是

也。用山栀炒一合，米饮汤吞下。《三因方》中有鲤鱼汤。

难　产

难产之由，亦是八九个月内不谨者。

气血虚故，亦有气血凝滞而不能转运者。

催生方

白芷灰　滑石　百草霜

上为末，芎归汤或姜汁调服之。

治胎衣不下，《妇人大全方》别有治法。

产后血晕

一虚火载血，渐渐晕来。用鹿角烧灰，出火毒，研为极细末，以好酒调，灌下即醒，行血极快也。又方：用韭叶细切，盛于有嘴瓶中，以热醋沃之，急封其口，以嘴塞产妇鼻中，可愈眩晕。

产后补虚

人参　白术<small>各二钱</small>　黄芩　陈皮　川芎<small>各半钱</small>归身尾<small>半钱</small>　甘草<small>一钱，炙</small>　有热加生姜<small>三钱</small>　茯苓一钱

必用大补气血，虽有杂证，以末治之。当清热补血气。

消血块

滑石二钱　没药一钱　麒麟竭一钱,无则用牡丹皮

为末,醋糊作丸。

瓦楞子能消血块。

泄

川芎　黄芩　白术　茯苓　干姜　滑石　白芍

炒　陈皮

㕮咀,煎汤服。

恶露不尽

谓产后败血所去不尽,在小腹作痛,五灵脂、香附

末、蛤粉,醋丸。甚者入桃仁,不去尖。

如恶血不下,以五灵脂为末,神曲糊丸,白术陈皮

汤下。

中风

不可作风治,切不可以小续命汤服之,必大补气

血,然后治痰,当以左右手脉分其气血多少而治。口

眼㖞斜,不可服小续命汤。

发热恶寒

大发热，必用干姜，轻用茯苓淡渗其热，一应苦寒及发表药，皆不可用也。才见身热，便不可表，发热恶寒，皆是气血。

左手脉不足，补血药多于补气药；右手脉不足，补气药多于补血药。

恶寒发热，腹满者，当去恶血。腹满者不是，腹痛者是。

产后不可下白芍，以其酸寒伐生发之气故也。

产后一切病，皆不可发散。

小儿科

小儿食积、痰热、伤乳为病，大概肝与脾病多。

小儿肝病多，及大人亦然。肝只是有余，肾只是不足。

吐泻黄疸

三棱　莪术　陈皮　青皮　神曲　麦芽　甘草
白术　茯苓　黄连

上为末，水调服。

伤乳吐泻者加山楂，时气吐泻者加滑石，发热者加薄荷。

吐泻，用益元散，钱氏五补、五泄之药俱可用。

急慢惊风

发热，口疮，手心伏热，痰热，痰喘，痰嗽。

并用通法，重则用瓜蒂散，轻则用苦参、赤小豆末，须酸齑汁调服，吐之后，用圣散蜜丸服之。

惊有二证，一者热痰，主急惊，当直泻之；一者脾虚，乃为慢惊，所主多死，当养脾。

东垣云：慢惊者，先实脾土，后散风邪。

急者，只用降火下痰养血。慢者，只用朱砂安神丸，更于血药中求之。

黑龙丸

牛胆南星　礞石各一两。焰硝等分煅　天竺黄青黛各半两　芦荟二两半　朱砂三钱　僵蚕五分　蜈蚣二钱半，烧存性

上为细末，煎甘草汤膏丸，如鸡头大，每服一丸或二丸。急惊，薄荷汤下；慢惊，桔梗白术汤下。

神圣牛黄夺命散

槟榔半两　木香三钱　大黄二两，面裹煨熟为末白牵牛一两，一半炒，一半生用　黑牵牛粗末，一半生用，

一半炒用

上为一处,研作细末,入轻粉少许,每服二钱,用蜜浆水调下,不拘时候,微利为度。

疳 病

胡黄连丸

胡黄连半钱,去果积　阿魏一钱半,醋煮,去肉积　麝香四粒　神曲二钱半,去食积　黄连二钱半,炒,去热积

上为末,猪胆汁丸,如黍米大,每服二十丸,白术汤下。

小儿疳病,腹大,胡黄连丸二十丸,白术汤下。

痘 疮

分气虚、血虚补之。

气虚,用人参、白术,加解毒药。

但见红点,便忌升麻葛根汤,发得表虚也。

吐泻少食为里虚,不吐泻能食为实。里实而补,则结痈肿。陷伏倒靥灰白为表虚,或用烧人屎,黑陷甚者烧人屎。红活红绽凸为表实,而复用表药,则要溃烂不结痂。二者俱见,为表里俱虚。

痘疮,或初出,或未出时,人有患者,宜预服此药,多者令少,重者令轻。方用丝瓜近蒂三寸,连瓜子皮,

烧灰存性,为末,砂糖拌吃,入朱砂末亦可。

解痘疮毒药

丝瓜、升麻、酒芍药、甘草_{生用}、糖球、黑豆、犀角、赤小豆。

解痘疮法,已出未出,皆可用朱砂为末,以蜜水调服,多者可减,少者可无。

腹　胀

萝卜子_蒸　紫苏梗　陈皮　干姜_{各等分}　甘草_{减半}

食减者加白术,煎服。

夜　啼

人参一钱半　黄连一钱半,_{姜汁炒}　甘草半钱　竹叶二十片

作二服,加姜一片,煎服之。

口　糜

戴云:谓满口生疮者便是。江茶、粉草敷之。

又方　苦参、黄丹、五倍子、青黛各等分,敷之。

脱囊肿大

戴云：脱囊者，阴囊肿大，坠下不收上之说。

木通　甘草　黄连　当归　黄芩

煎服。

脱囊，紫苏叶为末，水调敷上，荷叶裹之。

脱　肛

戴云：脱肛者，大肠脱下之说。

东北方陈壁上土，汤泡，先薰后洗，亦可用脱囊药服之。

木　舌

戴云：木舌者，舌肿硬不和软也。又言重舌者，亦是此类。二者盖是热病，用百草霜、滑石、芒硝为末，酒调敷。

瘾　疹

黑斑、红斑、疮痒，用通圣散调服。

咯　红

戴云：咯红者，即唾内有血，非吐血与咳血。

黑豆、甘草、陈皮，煎服。

吃　泥

胃热故也。

软石膏　甘草　黄芩　陈皮　茯苓　白术

煎服。

痢　疾

食积

黄芩、黄连、陈皮、甘草,煎服。赤痢加红花、桃仁;白痢加滑石末。

食积痢

炒曲　苍术　滑石　芍药　黄芩　白术　甘草

陈皮　茯苓

上咬咀,煎,下保和丸。

解　颅

乃是母气虚与热多耳。

戴云:即初生小儿头上骨未合而开者,古以四君子汤、四物汤。有热加酒芩、炒黄连、生甘草煎服,外以帛束紧,用白蔹末敷之。

蛔　虫

棟树根为君,佐以二陈汤,煎服。

口 噤

郁金、藜芦、瓜蒂为末,搐鼻。

风 痰

南星半两,切　白矾半两,入器中,水高一指浸,晒干研细末　白附子一两

用飞白面为丸,如鸡头大,每服一丸或二丸,姜、蜜、薄荷汤化下服之。

癞 头

用红炭焠长流水令热,洗之,又服酒制通圣散,除大黄酒炒外,以胡荽子、伏龙肝、悬龙尾、黄连、白矾为末,调敷。

又方

松树厚皮烧灰,一两　白胶香熬沸倾石上,二两　黄丹一两,飞　白矾半两,火飞　软石膏一两　黄连半两大黄五钱　轻粉四盏

上极细末,熬熟油调敷疮上,须先洗了疮口,敷乃佳。

赤 瘤

生地黄　木通　荆芥

苦药带表之类,用巴蕉油涂患处。

鼻　赤

雄黄、黄丹同敷。

一小儿好吃粽,成腹痛。黄连、白酒,药为末,调服乃愈。

火岂君相五志俱有论

火之为病，其害甚大，其变甚速，其势甚彰，其死甚暴。何者？盖能燔灼焚焰，飞走狂越，消烁于物，莫能御之。游行乎三焦，虚实之两途。曰君火也，犹人火也；曰相火也，犹龙火也。火性不妄动，能不违道于常，以禀位听命，运行造化生存之机矣。夫人在气交之中，多动少静，欲不妄动，其可得乎？故凡动者，皆属火。龙火一妄行，元气受伤，势不两立，偏胜则病移他经，事非细故，动之极也，病则死矣。经所以谓一水不胜二火之火，出于天造。君相之外，又有厥阴脏腑之火，根于五志之内，六欲七情激之，其火随起。大怒则火起于肝，醉饱则火起于胃，房劳则火起于肾，悲哀动中则火起于肺。心为君主，自焚则死矣。丹溪又启火出五脏主病，曰：诸风掉眩，属于肝火之动也；诸痛疮疡，属于心火之用也；诸气膹郁，属于肺火之升也；诸湿肿满，属于脾火之胜也。经所谓一水不胜五火之火，出自人为。又考《内经》病机一十九条，内举属火者五：诸热瞀瘛，皆属于火；诸禁鼓栗，如丧神守，皆属于火；诸气逆上，皆属于火；诸躁扰狂越，皆属于火；诸病胕肿，疼痠惊骇，皆属于火。而河间又广其说,火之致病者甚多,深契《内经》之意。曰喘呕吐酸,暴疰下迫,转筋,小便浑浊,腹胀大,鼓之有声,痈疽疡疹,瘤气结核,吐下霍乱,瞀郁肿胀,鼻塞鼽衄,血溢血泄,淋闭,身热恶寒,战栗惊惑,悲笑谵妄,衄蔑血污之病,皆少阴君火之火,乃真心小肠之气所为也。若瞀瘛,暴喑,冒昧,躁扰狂越,骂詈惊骇,胕肿疼酸,气逆上冲,禁栗如丧神守,嚏呕,疮疡,喉痹,耳鸣及聋,呕涌溢食不下,目昧不明,暴注,瞤瘈,暴病暴死,此皆少阳相火之热,乃心包络三焦之气所为也,是皆火之变见于诸病也。谓为脉,虚则浮大,实则洪数。药之所主,各因其属。君火者,心火也,可以湿伏,可以水灭,可以直折,惟黄连之属可以制之;相火者,龙火也,不可以湿折之,从其性而伏之,惟黄柏之属可以降之。噫!泻火之法,岂止如此,虚实多端,不可不察。以脏气司之,如黄连泻心火,黄芩泻肺火,芍药泻脾火,柴胡泻肝火,知母泻肾火,此皆苦寒之味,能泻有余之火耳。若饮食劳倦,内伤元气,火不两立,为阳虚之病,以甘温之剂除之,如黄芪、人参、甘草之属。若阴微阳强,相火炽盛,以乘阴位,日渐煎熬,为火虚之病,以甘寒之剂降之,如当归、地黄之属。若心火亢极,郁热内实,为阳强之病,以咸冷之剂折之,如大黄、朴硝之属。若肾水受伤,其阴失守,无根少火,为水虚之病，以壮水之剂制之，如生地黄、玄参之属。若右肾命门火衰，为阳脱之病，以温热之剂济之，如附子、干姜之属。若胃虚过食冷物，抑遏阳气于脾土，为火郁之病，以升散之剂发之，如升麻、干葛、柴胡、防风之属。不明诸此之类，而求火之为病，施治何所依据？故于诸经集略其说，略备处方之用，庶免实实虚虚之祸也。

气属阳动作火论

捍卫冲和不息之谓气，扰乱妄动变常之谓火。当其和平之时，外护其表，复行于里，周流一身，循环无端，出入升降，继而有常，源出中焦，总统于肺，气曷尝病于人也？及其七情之交攻，五志之间发，乖戾失常，清者遽变之为浊，行者抑遏而反止，表失卫护而不和，内失健悍而少降，营运渐远，肺失主持，妄动不已，五志厥阳之火起焉，上燔于肺，气乃病焉。何者？气本属阳，反胜则为火矣。河间曰：五志过极则为火也。何后世不本此议，而一概类聚香辛燥热之剂，气作寒治，所据何理？且言七气汤制作，其用青皮、陈皮、三棱、蓬术、益智、官桂、甘草，遂以为平和，可常用通治七情所伤，混同一意，未喻其药以治真气。以下诸气，尤有甚焉者，兹不复叙。况所居之情，各各不同。且夫经言九气之变，未尝略而不详，如怒则气上，喜则气缓，悲则气消，恐则气下，寒则气收，热则气泄，惊则气乱，劳则气耗，思则气结。其言治法，高者折之，下者举之，寒者热之，热者寒之，惊者平之，劳者温之，结者散之，喜者以恐升之，悲者以喜胜之。九气之治，各有分别，何尝混作寒治论，而类聚香热之药，通言而治诸气，岂理之谓欤？若香辛燥热之剂，但可劫滞气，冲快于一时，以其气久折滞，借此暂行开发之意。药中无佐使制伏所起之气，服之甚则增炽郁火，蒸薰气液而成积，自积滋长而成痰。气乃氤氲清虚之象，若雾露之着物，虽滞易散。内夹痰积，开而复结，服之日久，安有虚实而不动，气动而不散者乎？此皆人所受误之由，习俗已久，相沿而化，卒莫能救。升发太过，香辛散气，燥热伤气，真气耗散，浊气上腾，犹曰肾虚不能摄气归原，遂与苏子降气汤、四磨汤，下黑铅丹、养气丹，镇坠上升之气。且硫黄、黑锡，佐以香热，又无补养之性，借此果能生气而补肾乎？请熟详之。夫湿痰盛甚者，亦或当之。初服未显增变，由其喜坠而愈进，形质弱者，何以收救？不悟肺受火炎，子气亦弱，降令不行，火无以制，相扇而动，本势空虚，命绝如缕，积而至深，丹毒济火，一旦火气狂散，喘息奔急而死。所以有形丹石丸药，重坠无形之气，其气将何抵受，随而降之乎？譬以石投水，水固未尝沉也，岂不死欤？丹溪有曰：上升之气，自肝而出，中夹相火，其热愈甚，自觉身冷，非真冷也。火热似水，积热之甚，阳亢阴微，故有此证，认假作真，似是之祸，可胜言哉！《内经》虽云百病皆生于气，以正气受邪之不一也。今七情伤气，郁结不舒，痞闷壅塞，发为诸病，当详所起之因，滞于何经，有上下部分藏气之不同，随经用药，有寒热温凉之同异。若枳壳利肺气，多服损胸中至高之气；青皮泻肝气，多服损真气。与夫木香之行中下焦气，香附之快滞气，陈皮之泄气，藿香之馨香上行胃气，紫苏之散表气，厚朴之泻卫气，槟榔之泻至高之气，沉香之升降其气，脑、麝之散真气，若此之类，气实可宜。其中有行散者，有损泄者，其过剂乎？用之能却气之标，而不能治气之本，岂可又佐以燥热之药，以火济火，混同谓治诸气，使之常服、多服可乎？气之与火，一理而已，动静之变，反化为二。气作火论治，与病情相得。丹溪《发挥》论云：冷生气者，出于高阳生之谬言也。自非身受寒气，口食寒物，而足论寒者，吾恐十之无一二也。

血属阴难成易亏论

《内经》曰：荣者，水谷之精也。和调五脏，洒陈于六腑，乃能入于脉也。源源而来，生化于脾，总统于心，藏贮于肝，宣布于肺，施泄于肾，灌溉一身，目得之而能视，耳得之而能听，手得之而能摄，掌得之而能握，足得之而能步，脏得之而能液，腑得之而能气。是以出入升降，濡润宣通者，由此使然也。注之于脉，少则涩，充则实，常以饮食日滋，故能阳生阴长，取汁变化而赤为血也。生化旺则诸经恃此而长养，衰耗竭则百脉由此而空虚，可不谨养哉！故曰：血者，神气也，恃之则存，失之则亡。是知血盛则形盛，血弱则形衰，神静则阴生，形役则阳亢，阳盛则阴必衰，又何言阳旺而生阴血也？盖谓血气之常，阴从乎阳，随气运行于内，而无阴以羁束，则气何以树立？故其致病也易，而调治也难。以其比阳，常亏而又损之，则阳易亢，阴易乏之论可以见矣。诸经有云：阳道实，阴道虚；阳道常饶，阴道常乏；阳常有余，阴常不足。以人之生也，年至十四而经行，至四十九而经断，可见阴血之难成易亏。知此阴气一亏伤，所变之证，妄行于上则吐衄，衰涸于外则虚劳，妄返于下则便红，稍血热则膀胱癃闭溺血,渗透肠间则为肠风,阴虚阳搏则为崩中,湿蒸热瘀则为滞下,热极腐化则为脓血。火极似水,血色紫黑;热盛于阴,发于疮疡;湿滞于血,则为痛养癜疹皮肤则为冷痹。蓄之在上则人喜忘,蓄之在下则为喜狂,堕恐跌仆则瘀恶内凝。若分部位,身半以上,同天之阳,身半以下,同地之阴,此特举其所显之证者。治血必血属之药,欲求血药,其四物之谓乎? 河间谓随证辅佐,谓之六合汤者,详言之矣。余故陈其气味,专司之要,不可不察。夫川芎,血中之气药也,通肝经,性味辛散,能行血滞于气也;地黄,血中血药也,通肾经,性味甘寒,能生真阴之虚也;当归分三治,血中主药,通肾经,性味辛温,全用能活血,各归其经也;芍药,阴分药也,通脾经,性味酸寒,能和血气腹痛也。若求阴药之属,必于此而取则焉。《脾胃论》有云:若善治者,随经损益,益其一二味之所宜为主治可也。此特论血病而求血药之属者也。若气虚血弱,又当从长沙。血虚以人参补之,阳旺则生阴血也。若四物者,独能主血分受伤,为气不虚也。辅佐之属,若桃仁、红花、苏子、血竭、牡丹皮者,血滞所宜;蒲黄、阿胶、地榆、百草霜、棕灰者,血崩所宜;乳香、没药、五灵脂、凌霄花者,血痛所宜;苁蓉、锁阳、牛膝、枸杞子、益母草、夏枯草、败龟版者,血虚所宜;乳酪,血液之物,血燥所宜；干姜、桂者，血寒所宜；生地黄、苦参，血热所宜。此特取其正治之大略耳，以其触类而长，可谓无穷之应变矣。

滞下辩论

滞下之病，尝见世方以赤白而分寒热，妄用兜涩燥剂止之，或言积滞，而用巴硇丸药攻之，或指湿热，而与淡渗之剂利之，一偏之误，可不明辨乎？谨按《原病式》所论，赤白同于一理，反复陈喻，但不熟察耳。果肠胃积滞不行，法当辛苦寒凉药，推陈致新，荡涤而去，不宜巴硇毒热下之。否则，郁结转甚，而病变危者有之矣。若泻痢不分两证，混言湿热，不利小便，非其治也。夫泄者，水谷湿之象，滞下者，垢瘀之物，同于湿热而成，治分两歧，而药亦异。若淡渗之剂，功能散利水道，浊流得快，使泄自止。此有无之形，岂可与滞下混同论治而用导滞行积可乎？其下痢出于大肠传送之道，了不干于肾气。所下有形之物，或如鱼脑，或下如豆汁，或便白脓，或下纯血，或赤或白，或赤白相杂，若此者，岂可与泻混同论治而用淡渗利之可乎？尝原其本，皆由肠胃日受饮食之积，余不尽行，留滞于内，湿蒸热瘀，郁结日深，伏而不作；时逢炎暑大行，相火司令，又调摄失宜，复感酷热之毒，至秋阳气始收，火气下降，蒸发蓄积，而滞下之证作矣。以其积滞之下行，故名之曰滞下。其湿热瘀积，干于血分则赤，干于气分则白，赤白兼下，气血俱受邪矣。久而不愈，气血不运，脾积不磨，陈积脱滑下凝，犹若鱼脑矣。甚则肠胃空虚，关司失守，浊液并流，色非一类，错杂混下注出，状如豆汁矣。若脾气下陷，虚坐努责，便出色如白脓矣。其热伤血深，湿毒相瘀，黏结紫色，则紫黑矣。其污浊积而欲出，气滞而不与之出，所以下迫窘痛，后重里急，至圊而不能便，总行频并亦少，乍止乍起而不安，此皆大肠经有所壅遏窒碍，气液不得宣通故也。众言难处何法，则可求之长沙。论云：利之可下者，悉用大黄之剂，可温者悉用姜、附之类，何尝以巴硇热毒下之、紧涩重药兜之？又观河间立言，后重则宜下，腹痛则宜和，身重则宜温，脉弦则去风。脓血黏稠以重药竭之，身冷自汗以重药温之。风邪内束宜汗之，鹜溏为痢当温之，在表者汗之，在里者下之，在上者涌之，在下者竭之，身表热者内疏之，小便涩者分利之，用药轻重之别，又加详载。行血则便脓自愈，调气则后重自除，治实治虚之要论。而丹溪又谓：大虚大寒者，其治验备载《局方发挥》，观此治法，岂可胶柱而调瑟？又有胃弱而闭不食，此名禁口痢病，古方未有详论者。以《内经》大法推之，内格呕逆，火起炎上之象，究乎此则胃虚，木火乘之，是土败木贼也，见此多成危候。

三消之疾燥热胜阴

尝读刘河间先生《三消》之论，始言天地六气五味，以配养人身六腑五脏，而究乎万物之源，终引《内经》论渴诸证，以辩乎世方热药之误。此比物立象，反复详明，非深达阴阳造化之机者，孰能如是耶？请陈其略。夫经中有言心肺气厥而渴者，有肾热而渴者，有言胃与大肠结热而渴者，有言脾痹而渴者，有因小肠痹热而渴者，有因伤饱肥甘而食渴者，有因醉饱入房而渴者，有因远行劳倦遇天热而渴者，有因伤害胃干而渴者，有因胃热而渴者，有因痛风而渴者，虽五脏之部分不同，而病之所遇各异，其为燥热之疾一也。三消之热，本湿寒之阴气衰，燥热之阳气太甚，皆因乎饮食之饵失节，肠胃干涸，而气液不得宣平；或耗乱精神，过违其度；或因大病，阴气损而血液衰虚，阳气悍而燥热郁甚；或因久嗜咸物，恣食炙煿，饮食过度;亦有年少服金石丸散积久,实热结于下焦,虚热血气不能制,实热燥甚于肾,故渴而不饮。若饮水多而小便多者,名曰消渴;若饮食多而不甚渴,小便数而消瘦者,名曰消中;若渴而饮水不绝,腿消瘦,而小便有脂液者,名曰肾消。此三消者,其燥热同也,故治此疾者,补肾水阴寒之虚,而泻心火阳热之实,除肠胃燥热之甚,济一身津液之衰,使道路散而不结,津液生而不枯,气血利而不涩,则病日已矣。岂不以滋润之剂,养阴以制燥,滋水而充液哉!何世之治消渴证者不知,其书谓因下部肾水虚,不能制其上焦心火,使上实热而多烦渴,下虚冷而多小便,若更服寒药,则元气转虚,而下部肾水转衰,则上焦心火尤难治也。但以暖药补养元气,若下部肾水得实,而胜退上焦心火,则自然渴止,小便如常而病愈也。吁!若此未明阴阳虚实之道也。夫肾水属阴而本寒,虚则为热;心火属阳而本热,虚则为寒。若肾水阴虚,则心火阳实,是谓阳实阴虚,而上下俱热矣。以彼人言,但见消渴数溲,妄言为下部寒尔,岂知肠胃燥热怫郁使之然也。且夫寒物属阴,能养水而泻心;热物属阳,能养火而耗水。今肾水既不能胜心火,则上下俱热,奈何以热养肾水,欲令胜心火,岂不暗哉!彼所谓水气实者必能制火,虚则不能制火,故阳实阴虚,而热燥其液,小便淋而常少;

95

阴实阳虚,不能制水,小便利而常多。此又不知消渴小便多者,盖燥热太甚,而三焦肠胃之腠理怫郁结滞,致密壅塞,而水液不能渗泄浸润于外,以养乎百骸。故肠胃之外,燥热太甚,虽多饮水入于肠胃之内,终不能浸润于外,故渴不止而小便多。水液即不能渗泄浸润于外,则阴燥竭而无以自养,故久而多变为聋盲、疮疡、痤痱之类而危殆,其为燥热伤阴也明矣。

泄泻从湿治有多法

泄泻者,水湿所为也,由湿本土,土乃脾胃之气也。得此证者,或因于内伤,或感于外邪,皆能动乎脾湿。脾病则升举之气下陷,湿变注并出大肠之道,以胃与大肠同乎阳明一经也。云湿可成泄,垂教治湿大意,而言后世方论泥云治湿不利小便,非其治也。故凡泄泻之药,多用淡渗之剂利之;下久不止,不分所得之因,遽以为寒,而用紧涩热药兜之。夫泄有五,飧泄者,水谷不化而完出,湿兼风也;溏泄者,所下汁积枯垢,湿兼热也;鹜泄者,所下澄彻清冷,小便清白,湿兼寒也;濡泄者,体重软弱,泄下多水,湿自甚也;滑泄者,久下不能禁固,湿胜气脱也。若此有寒热虚实之不同，举治不可执一而言，谨书数法于后。夫泄，有宜汗解者，经言：春伤于风，夏必飧泄。又云：久风为飧泄。若《保命集》云用苍术、麻黄、防风之属是也。有宜下而保安者，若长沙言下痢脉滑而数者，有宿食也，当下之；下利已瘥，至其时复发者，此为下未尽，更下之安，悉用大承气汤加减之剂。有宜化而得安者，《格致余论》夏月患泄，百方不效，视之，久病而神亦瘁，小便少而赤，脉滑而颇弦，格闷食减，因悟此久积所为，积湿成痰，留于肺中，宜大肠之不固也。清其源则流自清，以茱萸等作汤，温服一碗许探喉中，一吐痰半升，如利减半，次早晨再饮，吐半升而利止。有以补养而愈者，若《脾胃论》言脉弦气弱自汗，四肢发热，大便泄泻，从黄芪建中汤。有宜调和脾湿而得止者，若洁古言曰四肢懒倦，小便不利，大便走泄，沉困，饮食减少，以白术、芍药、茯苓加减治之。有宜升举而安者，若《试效方》言胃中湿，脾弱不能运行，食下则为泄，助甲胆风胜以克之，以升阳之药羌活、独活、升麻、防风、炙甘草之属。有宜燥湿而后除者，若《脾胃论》言土湿有余，脉缓，怠惰嗜卧，四肢不收，大便泄泻，从平胃散。有宜寒凉而愈者，若长沙言协热自利者，黄芩汤主之。举其湿热之相宜者，若长沙言下利，脉迟紧，痛未欲止，当温之；下利身痛，急当救里，下利清白,水液澄彻,可与理中、四逆汤辈。究其利小便之相宜者,河间言湿胜则濡泄,小便不利者,可与五苓散、益元散分导之。以其收敛之相宜者,东垣言寒滑气泄不固,制诃子散涩之。以上诸法,各有所主,岂独利小便而湿动也?岂独病因寒,必待龙骨、石脂紧重燥毒之属涩之?治者又当审择其说,一途取利,约而不博,可乎!

方剂索引

57杉